科学养育 守护未来

——0～6岁特殊需求儿童养育指导手册

组织编写　湖南省妇幼保健院

主　编　周绍明　方俊群　荣晓萍　梁昌标　周　亮

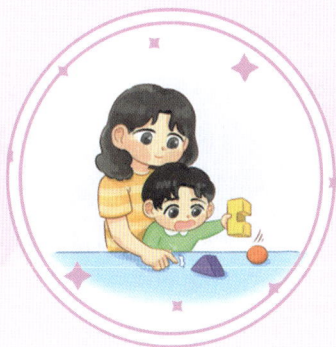

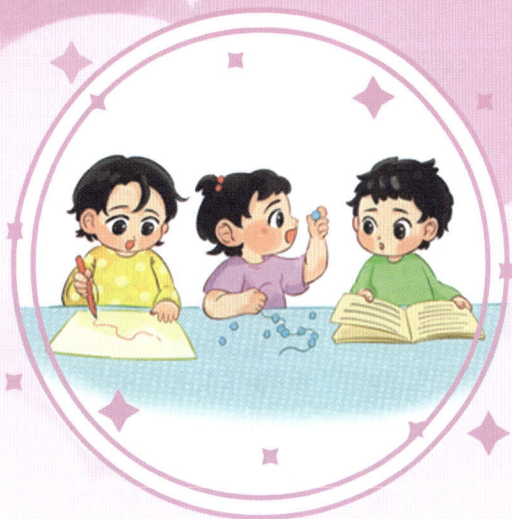

人民卫生出版社
·北　京·

图书在版编目（CIP）数据

科学养育　守护未来：0～6岁特殊需求儿童养育指导手册 / 湖南省妇幼保健院组织编写. -- 北京：人民卫生出版社，2025. 1. -- ISBN 978-7-117-37485-9

Ⅰ. TS976.31-62

中国国家版本馆 CIP 数据核字第 2025JK3613 号

人卫智网	www.ipmph.com	医学教育、学术、考试、健康，购书智慧智能综合服务平台
人卫官网	www.pmph.com	人卫官方资讯发布平台

科学养育　守护未来
——0～6岁特殊需求儿童养育指导手册
Kexue Yangyu Shouhu Weilai
——0～6 Sui Teshu Xuqiu Ertong Yangyu Zhidao Shouce

组织编写：湖南省妇幼保健院
出版发行：人民卫生出版社（中继线 010-59780011）
地　　址：北京市朝阳区潘家园南里 19 号
邮　　编：100021
E - mail：pmph @ pmph.com
购书热线：010-59787592　010-59787584　010-65264830
印　　刷：北京瑞禾彩色印刷有限公司
经　　销：新华书店
开　　本：710×1000　1/16　　**印张：**15
字　　数：175 千字
版　　次：2025 年 1 月第 1 版
印　　次：2025 年 3 月第 1 次印刷
标准书号：ISBN 978-7-117-37485-9
定　　价：79.00 元

打击盗版举报电话：010-59787491　**E-mail：**WQ @ pmph.com
质量问题联系电话：010-59787234　**E-mail：**zhiliang @ pmph.com
数字融合服务电话：4001118166　**E-mail：**zengzhi @ pmph.com

《科学养育　守护未来——0～6岁特殊需求儿童养育指导手册》编写委员会

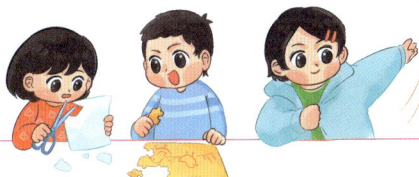

编写委员会

主　　审	关宏岩				
主　　编	周绍明	方俊群	荣晓萍	梁昌标	周　亮
副 主 编	何伟军	符文卉	汪星磊	杨文珍	邹柯涵

编　　者（以姓氏汉语拼音为序）

陈棱丽	陈琼英	成洋阳	方俊群	冯　频
冯彬彬	符文卉	甘　蓓	何　丽	何满芬
何伟军	黄菊槐	黄丽君	金　野	赖金风
李刚王雄	梁昌标	刘　津	罗　燕	牟劲松
欧梦涵	彭　颖	荣晓萍	石　慧	谭晶晶
汪星磊	王可以	王晓丽	吴立芳	熊书晗
鄢慧明	杨　慕	杨文珍	张利芳	张唯娜
张晓晓	周　亮	周绍明	周逸云	邹柯涵

美术设计　熊　涛

前言

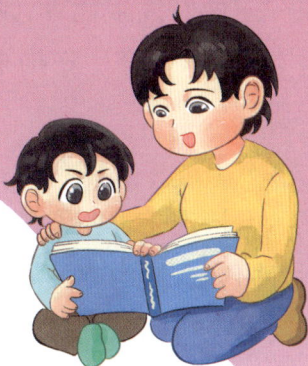

　　当一个新生命降临,带来的是无尽的喜悦与希望。然而,对于0～6岁特殊需求儿童的家庭来说,这场生命之旅可能充满了挑战与不确定性。但请相信,每一个孩子都是独一无二的珍宝,他们的成长同样可以绽放出绚烂的光彩。随着社会的发展和进步,人们对特殊需求儿童的关注日益增加,为了保障特殊需求儿童身心健康发展,开发一部以对特殊需求儿童家庭进行科学养育照护的科普书籍以充分适应当前婴幼儿照护服务发展现状是十分必要的。

　　近年来,关于特殊需求儿童养育的讨论也逐渐升温,各种困惑、疑问不时涌现,让家长们焦虑不安、不知所措。特殊需求儿童的康复训练何时开始最佳? 如何选择适合孩子的教育方式? 日常饮食有哪些特殊要求? …… 这些问题困扰着无数家庭。为了帮助家长们从科学的角度理解和应对这些问题,湖南省妇幼保健院(湖南省生殖医学研究院)组织了各个相关领域的专家,在继出版《科学孕育 关爱无限——做好优生优育,远离出生缺陷》《预防出生缺陷科普教育手册》《优生优育 防入误区》《科学孕育 关爱无限——做好优生优育，预防遗传病》科普书籍之后，又精心编写了这本《科学养育　守护未来——0～6岁特殊需求儿童养育指导手册》。

　　本书的主要内容丰富且特色鲜明，全书分为十一个章节，涵盖了各类特殊需求儿童的养育照护要点以及特殊儿童家长的心理调适等内容。针对0～6岁特殊需求儿童生长发育特点中出现的热点问题进行深入剖析，以全新视角探索这一特殊人群的日常生活、营养、安全、早期学习机会等方面的养育照护知识，并给予科学的建议和指导。本书语言幽默风趣，配图生动活泼，通过一个个生动的案例、小故事，结合问题、热搜新闻等，进行科学养育知识的普及，融知识性、实用性于一体。本书适合0～6岁特殊需求儿童的家长、看护人阅读，同时也可供医护人员、教育工作者开展特殊需求儿童养育指导科普活动时参考。

　　本书得到了国家卫健委出生缺陷研究与预防重点实验室的支持。

　　愿每一个特殊需求儿童都能在爱与关怀中健康成长，是我们编写这本手册的初心和期望。由于特殊需求儿童养育知识的不断更新和完善，本书可能还存在许多未能涵盖的内容，如有疏漏和不足之处，敬请不吝赐教指正为盼！

周绍明

湖南省妇幼保健院

（湖南省生殖医学研究院）

2024年10月

目录

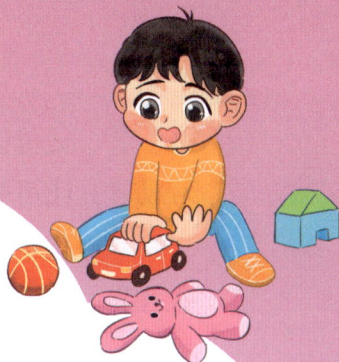

第一章
特殊的孩子,更需要特殊的爱

　　世界上从来没有两朵一模一样的花,正如我们的孩子,美丽、可爱,但独一无二。亲爱的读者,如果你的孩子有点"特殊",从今天开始,不用焦虑,要相信"爱"能包容一切。

第一节　有一群孩子,他们不一样

有这样一群孩子,他们和其他孩子有点不太一样。在智力、运动、情感等发育方面,他们可能有"异于常人"的地方,又或者在行为、说话等方面显得"与众不同"。在他们的成长过程中,需要父母付出更多的精力与心血。这些孩子,他们就是对健康有特殊需求的儿童。

所谓对健康有特殊需求的儿童(本书简称"特殊需求儿童"),在广义上可理解为那些和普通儿童在健康的各个方面都有显著不同的孩子,不管是发育低于正常还是高于正常;而在狭义上的理解,则是指那些在身心发育上有明显缺陷的孩子,也包括残疾儿童。他们都需要在专业医生的指导下,接受特殊的家庭养育照护。

每个宝宝是父母爱的结晶,每一个生命都是独一无二的,都是值得被尊重的,特殊需求儿童亦是如此。如何真正了解这部分孩子的"特殊之处",关注并理解他们,给予科学的养育照护,让他们也能同普通孩子一样拥有健康、光明的未来,是父母和儿童养育照护者的一堂必修课。

一、孩子的"特殊"可能与这些因素有关

(一)遗传因素

医学研究发现,儿童期的部分疾病可能与家族遗传有关,如中

重度智力障碍、语言发展迟缓等；遗传代谢性疾病，如苯丙酮尿症等常伴有儿童孤独症的疾病表现。

（二）大脑损伤

孕期的宫内缺氧、分娩过程中的早产或难产、婴儿期的感染等，都有可能损伤孩子的大脑。

（三）生化失调

人体的各种生命活动离不开生物化学反应。但在某些特殊情况下，如神经化学物质传递异常、维生素缺乏、内分泌失调等，可能导致生物化学反应出现问题，进而影响大脑发育，导致儿童出现多动、注意缺陷、学习困难等。

（四）低血糖

孩子如果在出生后两年内遭遇过低血糖，则有可能危及大脑发育，导致智力和行为发育迟缓。

（五）家庭问题

不和睦的家庭关系、冷漠的亲子关系、对儿童的虐待或过度溺爱，甚至家庭成员沉迷于电视或网络等，都可能导致儿童行为问题。

（六）其他因素

喂养方式不当（包括让儿童过度食用饮料和糖果）、环境污染（包括二手烟污染）、肠道疾病以及不良心理因素等，都可能影响孩子的健康成长。

二、特殊需求儿童的常见类别

特殊需求儿童在身心状况方面有别于普通孩子，有其特殊性。

关于分类,学术界也存在不同说法:有的是根据相关法律法规来进行界定,有的则从特殊教育或者医学角度来分类。常见的有以下几种:

(一) 心理行为问题

近年来,有越来越多的孩子因为各种心理行为问题,导致无法正常上学来就医。常见的心理行为问题有注意缺陷多动障碍、儿童焦虑症、学习困难、入睡困难、不当行为等,这些问题看起来不是严重的疾病,但却时时刻刻影响孩子的身心发育和成长,让家长们头疼不已。

(二) 营养失衡

除了大家熟知的因为能量和蛋白质摄入不足造成消瘦和低体重,以及肥胖与超重以外,随着生活条件的改善,因为营养素的摄入不均衡造成的微量营养素的缺乏也是一种营养失衡。从这个概念上来说,在有些年龄段的儿童中出现的贫血、佝偻病等,都是跟儿童营养失衡相关的疾病。家长们千万不要以饭量和餐数作为判断儿童营养失衡的标准,最可靠的方法就是定期给孩子做体格发育的监测和相关营养素的检测。

(三) 运动障碍

有些孩子似乎天生就笨手笨脚,一旦"动"起来,便会出现各种不协调或姿势怪异,不要笑! 极有可能与中枢神经系统发育异常导致的运动障碍有关。如果不进行干预,将影响孩子的日常生活和学习。常见的运动障碍包括:运动技能障碍、发展性协同障碍、运动发育迟缓、肌张力障碍、注意缺陷多动障碍等。

(四) 发育性言语和语言障碍

语言障碍是指孩子的口头表达或理解能力比同龄孩子稍晚一些,有 13.5% ~ 17.5% 的 2 ~ 4 岁孩子会遇到这个问题。造成语言发育迟缓的原因有智力障碍、听力障碍、大脑问题、语言环境不佳等。语言发育迟缓可能会影响孩子的表达、理解、认知等能力，甚至导致行为方面的异常。

（五）发育迟缓与智力障碍

全面性发育迟缓是一种神经发育障碍性疾病，指婴幼儿在运动、语言或认知等方面有两项及两项以上发育指标未达到相应年龄段水平，主要表现在粗大动作或精细动作、认知能力、语言表达、社交、社会适应和日常生活技能等方面。

智力障碍是指儿童的智商明显低于一般水平，常常伴随着一些行为问题。可能是因为遗传、家族近亲结婚、营养不良、孕期感染、难产或早产导致缺氧等原因，影响大脑发育，限制了智力发育。智力障碍儿童通常全面发育较慢、语言发育滞后，以及社交障碍。

（六）听力障碍

听力障碍儿童生活在无声的世界里，可能是遗传、药物、环境噪声、感染或耳部损伤导致听觉受损，影响了他们的学习和社会适应能力。

（七）视力障碍

因为眼部发育问题、外伤或功能障碍导致的双眼视力模糊或视野变窄，称为视力障碍。当孩子有视力障碍时，大一点的可能会告诉父母，小一点的即使不能主动诉说，但父母依然可以通过观察发现异常。视力障碍无论是"天生"还是后天形成的，都会对孩子的成长产生重大影响。

（八）孤独症

孤独症是一种儿童早期的神经发育障碍，主要表现为社交困难、兴趣狭窄、重复刻板行为等，严重影响社交能力和生活质量。据统计，我国有上千万孤独症儿童。治疗方法主要是心理行为干预、康复训练和特殊教育。家庭的养育照护至关重要，因为父母是最好的引导者。最好在孩子 6 岁前进行干预，干预越早效果越好。

（九）苯丙酮尿症

苯丙酮尿症是一种常见的氨基酸代谢病，是由于苯丙氨酸代谢途径中的酶缺陷，使得苯丙氨酸不能正常转化，导致苯丙氨酸及其代谢产物在体内堆积并从尿中大量排出，造成对神经系统不可逆的损伤，患者智力低下，尿液、汗液中出现鼠臭味道。平常人吃的粮食对这类孩子来说可能会成为伤害大脑的"毒药"，因此他们通常只能吃特殊食物制品，并需要接受终身药物和饮食治疗。

第二节　父母如何为孩子"操对心"

家庭是婴幼儿生活的最主要场所,也是开启他们人生启蒙教育的"第一课堂"。常言道:"种什么种子开什么花,什么样的父母造就什么样的娃。"父母对孩子的家庭养育与教育态度,影响着孩子的健康成长。而对于 0 ～ 6 岁特殊需求儿童的家庭而言,父母的态度,将对孩子的未来产生深远影响。

一、不可回避的问题

(一)消极面对

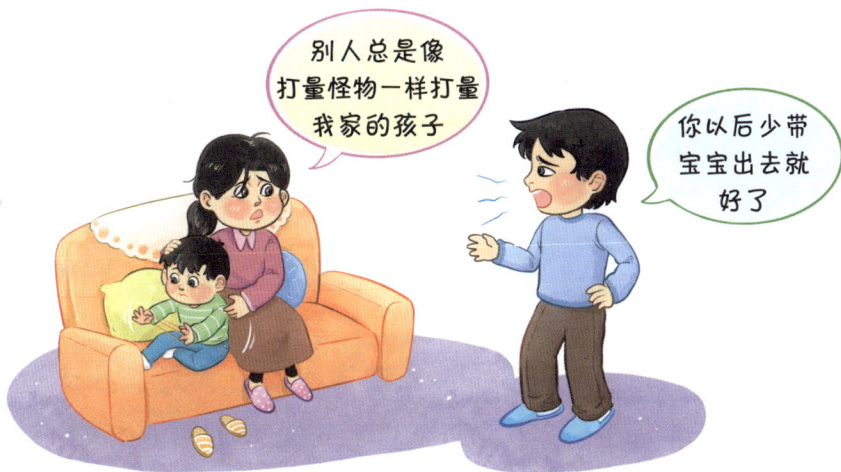

别人总是像打量怪物一样打量我家的孩子

你以后少带宝宝出去就好了

　　并不是每位父母都能坦然接受孩子的"与众不同"。虽然爱孩子的心是一样的，但每个人面对压力时的表现可谓千差万别。部分特殊需求儿童的父母在养育照护上并不是积极、正面的，甚至可能采取消极、回避、隔离或者放任的方式。比如，视力障碍儿童的父母为了防止孩子在行走过程中受伤，将其放在固定的椅子上，或者在孩子身上绑上绳子，限制其活动；"口齿不清"儿童的父母，不接受医生的建议对孩子进行言语方面的训练，坚持认为"孩子长大一点就好了"。

（二）耐心不足

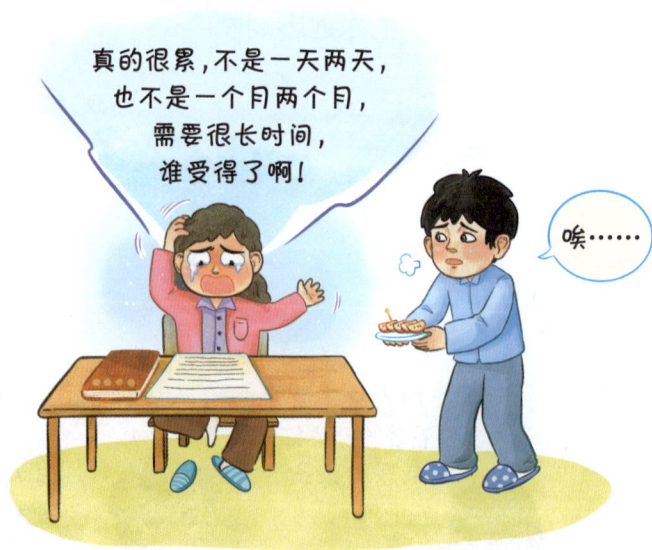

真的很累，不是一天两天，也不是一个月两个月，需要很长时间，谁受得了啊！

唉……

　　儿童的家庭养育照护是一份长期性、重复性、复杂性的"工作"。现实生活中，照顾一名0～6岁普通孩子，已经让很多父母觉得难以应付了，如果长期要面对有大量医疗康复计划的特殊需求儿童时，父母们有可能逐渐失去信心和耐心，甚至有一些父母会以"工作忙"为理由，将艰巨的家庭养育照护工作完全委托给他人,如孩子的爷爷奶奶、外公外婆、月嫂、保姆等。

(三)知识与技能缺乏

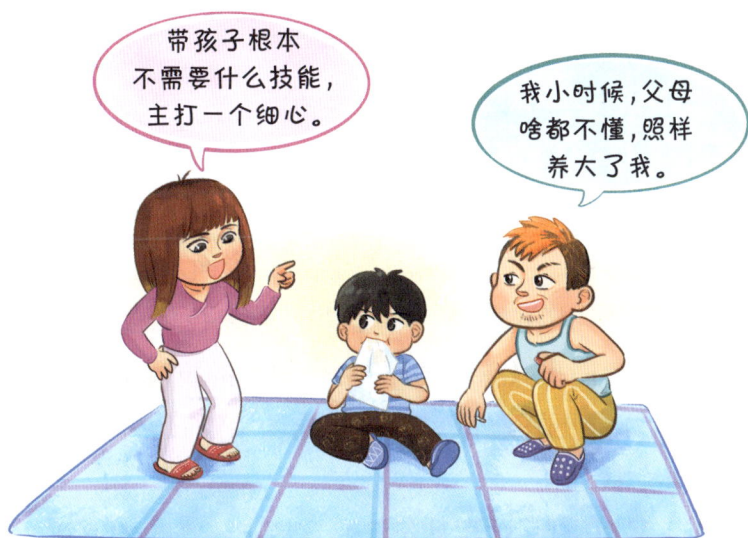

一些父母本身文化素质不高,缺乏家庭养育照护的知识与技能,又不愿意接受相关的培训,往往根据自己的想法或者他人的经验来"带孩子",无视孩子的个性特点以及特殊健康需求,不尊重孩子的生理、心理发展规律,导致错过干预生长发育与发展的最佳时机,影响儿童的健康成长。

二、父母如何为孩子"操对心"

孩子是爱的结晶。即使是一个有点"不一样"的孩子,依然是父母的心头爱,理应得到父母的关爱。0~6岁是儿童生长发育的关键时期,也是父母与子女建立亲子依恋关系的关键时期。在外人面前,你可能是有着"操心命"的父母,为了让自己的孩子能像其他孩子一样健康成长,可谓是"操碎了心"。但你真的"操对心"了吗?以下是对特殊需求儿童的父母或养育者的建议:

(一)积极学习,提升能力

中国家庭的养育照护,以往大多依靠前人的言传身教或者父母的"临场发挥"。如此,可能尚可应付正常儿童的养育照护。但由于缺乏较为系统、科学的指导与培训,当面对特殊健康需求儿童时,这些"经验"未免显得有些"捉襟见肘"了。需要以父母为主体的养育照护者们积极参与学习,接受相关的技能培训,不断提升个人的能力,才能更好地将知识与技能运用于日常的家庭养育照护和康复训练中。

(二)尽早干预,效果加倍

如果希望特殊需求儿童与普通儿童一样获得健康的未来,可能需要养育者付出更多的精力。这部分儿童在身心方面,或多或少会存在一些"特殊情况",即健康问题。养育者如果对这些问题视而不见,甚至听之任之,可能会对他们的健康成长带来不利影响,因此需要尽早进行干预。这些干预措施包括医学方面的、教育方面的,以及饮食方面的干预等。干预越早,康复效果越好,孩子得到最佳发展的可能性越高。建议父母要多与医疗以及康复机构的医生联系,了解具体的干预措施,积极配合,以达到最佳干预效果。

(三)遵循规律,科学养育

在家庭养育照护过程中,父母既要遵循普通儿童的生理、心理发展的一般规律,又要考虑自己孩子的特殊健康需求,进行"特殊照顾",如对听力障碍的儿童早期进行听力及言语方面的训练,对视力障碍儿童进行定向行走训练等。帮助特殊需求儿童塑造良好身心状态,矫正缺陷,对其健康成长至关重要。养育照护者需要从儿童饮食营养、感知技能训练、语言能力培养、交往能力以及良好习惯培养等方面,对存在的"问题"进行逐个矫正,以达到最佳康复效果。

第三节　家庭养育照护开启健康之门

社会是以家庭为基本单位。对孩子们来说,家庭既是成长的摇篮,更是爱的港湾。孩子迈向未来的每一步,都与其背后的"家"密切相关。而家庭养育照护则像开启健康之门的第一把"钥匙",帮助有特殊健康需求的儿童也能拥有多姿多彩的未来。

一、家庭养育照护的主要内容

养育即抚养、教育之意,包括了"养"儿童的一切。家庭养育通常指在抚养、教育子女的过程中父母表现出相对稳定的特定行为方式,由父母与子女的情感关系、养育行为和养育观念三部分组成。家庭的养育照护内容主要包括以下几个方面:

(一)健康照护

家庭为孩子提供适合的日常生活照护,引导身体活动;保持环境和个人卫生,并采取积极有效的预防保健和医疗检查等措施,从而消除或减少疾病的发生,促进孩子身心健康,实现其潜能的最佳发展。

（二）营养照护

儿童的生长发育离不开营养供应,家庭提供适宜的营养照护,保证充足的营养,以此满足孩子在体格生长、功能成熟和大脑快速发育的需求,促进儿童健康。

（三）安全照护

婴幼儿时期处于早期发展的关键期,对任何新鲜事物都充满好奇,但其自身脆弱,缺乏自我保护能力而容易受到伤害,因此需要家庭成员加强对他们的安全照护,避免发生意外伤害和受到不良情绪的影响,保障儿童身心健康发展。

（四）回应性照护

孩子的主要养育照护者在日常生活中需要观察和了解孩子,通过动作、声音、表情或语言发出的需求,并给予积极恰当地回应。回应性照护可以帮助孩子建立对家人和世界的信任,形成良好的亲子关系。医学研究发现,得到高质量回应性照护的孩子会表现出更好的社会情感、认知、语言、运动等能力,获得最佳的早期发展。

（五）提供早期学习机会

父母在进行家庭养育照护中,需要不断创造环境,为孩子提供各方面早期学习的机会,包括适合年龄的活动场地、玩具、亲子阅读、游戏、户外活动等,并鼓励且引导他们自由探索,发挥创造力和想象力。

在特殊需求儿童的家庭养育照护中,照护者还需要根据康复训练的需求,积极与康复医生和康复训练师进行沟通,在他们的指导下进行家庭训练,从而更有利于康复。

二、家庭养育照护的重要意义

家庭是孩子的第一所学校,父母是家庭中最主要的养育照护者,也是孩子的"第一任老师和终身老师"。尤其在针对特殊需求儿童的养育照护中,父母扮演着无法替代的角色,他们的能力决定了孩子的健康发展和康复效果。

0～6岁是儿童发展的黄金时期,此阶段的家庭养育照护显得尤为重要。良好的养育照护和健康管理,不仅能促进儿童早期发展,更为他们一生的健康奠定基础。在家庭内对特殊需求儿童开展科学养育照护,可以满足儿童的个性化健康与发展需求,如生理、安全的基本需求;情感支持和社会发展需要等。在养育照护过程中,通过采用针对性指导、管教、监督等方式,能有效弥补影响特殊需求儿童发展的各种因素,帮助孩子正常生活和学习。因此,父母接受科学的育儿观,运用科学、发展的观点养育照护特殊健康需求儿童,对促进他们的健康成长具有重要意义。

三、家庭养育照护的注意事项

1. 树立科学的养育照护理念。理念是行动的先导,在特殊需求儿童家庭中开展科学的养育照护,需要以父母为主的家庭养育照护者牢固树立科学的养育照护理念,掌握科学的养育照护知识和技能,并充分重视孩子早期全面发展。

2. 在遵循儿童身心发展的规律和特点基础上,定期做好健康监测。父母要充分了解自己孩子的身心特点及成长需求，深度挖掘特殊需求儿童的长处，促进其身心健康。

3. 努力为特殊需求儿童创建一个良好的家庭环境，如安静、整洁的学习和生活环境，减少干扰和刺激，稳定的生活节奏等。

4. 不断学习，努力提高养育照护能力。父母作为 0 ～ 6 岁特殊需求儿童的主要养育照护者，应该知晓更多的健康知识，掌握促进儿童康复的相关技能，提升个人健康素养水平。

5. 根据特殊需求儿童的个体特点和需求，建立个性化的学习计划，并通过一些互动的学习方式，激发他们的学习兴趣。

6. 建立良好的家庭互动和沟通。培养家庭其他成员之间的理解和支持，共同关注特殊需求儿童的成长和发展，使他们得到应有的尊重，增强孩子的自尊心和自信心。

7. 做好言传身教和家庭实践。特殊需求儿童最大的成长障碍在于社会适应能力薄弱，融入社会比较困难，父母在家庭养育照护中给予孩子适当且积极的回应，有利于培养孩子在控制情绪、表达情感、社会交往、自我管理、语言表达及事物认知等方面的能力。

8. 注意培养孩子自主和自我调节能力。在保证安全的前提下，父母要为孩子创造自由玩耍的机会，正确引导孩子解决问题的能力和创造力，注重亲子陪伴和交流玩耍。

9. 父母要与学校、医院、康复机构保持良好的沟通与联系。在家庭中增强康复训练的延续性、巩固性、有效性，促进特殊需求儿童的各个方面能力和素养提升，使其身心获得良好发展。

第二章
儿童行为问题的家庭养育

　　每位父母都希望培养出身心健康、品行端正的孩子,但很多人却又在"家庭养育"这件事上表现出一种"无力感"。其实,培养孩子就像等待一朵花的绽放,阳光、雨露、园丁辛勤地付出,一个都不能少……

第一节　孩子为什么"不乖"

打架、骂人、一不顺心就大哭大闹……面对孩子的这些反常行为，为人父母的你，是不是也时常感到沮丧、疲惫，甚至无能为力？为什么"乖"的总是别人家的孩子，而不是你的？

在孩子成长的关键阶段，特别是 0 ～ 6 岁这个时期，父母们在家庭养育照护中会遇到各式各样的困难与挑战。这些问题大多与孩子的心理行为特点以及父母的养育方式密不可分。

一、儿童心理行为发展规律

俗话说："三岁看小，七岁看老"，儿童时期的身心健康深刻影响着个人的未来轨迹。医学研究发现，0 ～ 6 岁儿童心理行为的发展，对一生健康影响重大。这一阶段的发展涵盖大动作、精细动作、语言、感知觉、认知、社会行为、个性、情绪等多个方面，且随着年龄增长而逐渐发展变化。尤为关键的是，这些心理行为的发展遵循着一定的规律和原则，需要家长细心观察与引导。

（一）婴儿期（0~1 岁）

从出生到 3 月龄，婴儿让自己机体平稳地运转起来，并逐步适应这个充满挑战的世界。

6 月龄的孩子对于自己身体的控制能力有了极大提高。他们在不断尝试中学会了吸吮自己的小手,甚至小脚,并且能越来越准确地抓住出现在眼前的东西。他们找到了自己翻身的方法,更重要的是已经尝试着与人交流,比如用微笑和"咿咿呀呀"的声音回应他人的微笑、学会辨别父母的表情等。

9月龄婴儿的运动能力有了极大进步。他们大多已经能灵活地爬行,除了睡觉以外不愿躺在床上。在心理发展方面,他们的物体恒常性概念已经建立,可以轻易找到藏在手绢下的玩具,并开始对陌生人和陌生环境产生警惕,甚至是焦虑。

热搜关键词

物体恒常性(object constancy):是著名心理学家让·皮亚杰提出的一个心理名词,指在不同情况下对于同一物体的知觉保持相对稳定的特性。说的是孩子即使看不到人或物体,也能够意识到他(它)们依然存在,并未消失。

(二)幼儿期(1~3岁)

1岁幼儿的活动力进一步提高。他们开始通过模仿来与他人交流,并尝试用自己的行动改变周围的环境或周围人的行为。例如:会常常反复做某个动作以吸引旁人的注意;常常将东西扔到地上,并要求家长为其捡起来;若没有得到满足,会用叫声甚至哭闹表达不满等。

2~3岁,无论对于儿童还是家长来说都是个充满挑战的时期。此阶段的儿童精力充沛,各方面能力都得到飞速发展。但他们处在独立与依赖的矛盾当中。在时常给家长带来惊喜的同时,也在不断制造麻烦。因此,家长既要做好领导者,把握儿童前进的方向,又要学会当好儿童的伙伴,陪伴他们一同长大。

（三）学龄前期（3～6岁）

这个时期儿童的认知和运动能力发展迅速,行为控制能力大大增强。能更精确地运用语言,想象力更加生动且丰富,获得基本学习技能。3岁开始形成个性的基础,与同伴或成人交往时,对自己形成一定的看法。但由于语言尚未发展得很好,在表达不满或被激怒时,常常会发脾气。不过,父母也不要过于忧心孩子的"坏脾气"。随着他们语言能力的发展以及控制力的提高,这种通过发脾气来表达不满的情况会逐渐减少。

二、0～6岁儿童常见的行为问题

1. 婴儿期（0～1岁）　孩子会因为无法有效地表达需求而出现情绪波动,表现为哭闹或发脾气。同时,喂养和睡眠问题也是这个年龄段常见的养育挑战。

2. 幼儿期（1～3岁）　此阶段语言发展迟缓会影响到孩子的社交交往、情绪控制和情感表达,表现为发脾气、哭闹、不听话。孩子开始会表现出对父母的过度依赖,如果与父母分开就会极度不安和恐惧。此阶段的孩子因为对身边事物的好奇而出现探索行为,由此引发的一系列安全问题也应是父母关注的焦点。另外,饮食和睡眠问题持续存在,如偏食、挑食、夜醒、就寝拖延等。

3. 学龄前期（3～6岁）　当孩子进入幼儿园后,父母们又将面临新的挑战比如:不想上学、多动、注意力不集中、打架、尿床、没有安全意识、生活自理能力差、社交障碍、挑食等问题;逃跑或逃避行为;自我刺激行为:如吸吮手指、咬指甲、尖叫、拍手等。

孩子的行为问题并不是无法解决的难题,而是成长过程中的一部分。父母通过理解和支持孩子,调整自己的养育方式,能够帮助孩子建立良好的行为模式,为他们的未来奠定坚实的基础。

三、导致儿童行为问题的原因

导致儿童出现行为问题的原因往往是多方面的。0～6岁的儿童就像种子,如果生长出了问题,不仅与植根的土壤有关,还与阳光、空气、雨露等密切相关。

(一)遗传因素

儿童时期的某些行为问题可能与遗传有关。如加拿大蒙特利尔的一项研究发现:幼儿时期的打、咬、踢等攻击行为是由遗传因素决定的。

(二)家庭因素

1. 家庭环境方面

(1)夫妻关系和家庭结构出现问题:婚姻冲突、离婚、单亲家庭、隔代养育/留守儿童等情况可能对孩子的行为产生负面影响。

(2)父母情绪状态不稳定:愤怒、抑郁或焦虑的情绪会让父母难以做到平静、耐心并就管理孩子的行为达成一致。

(3)不良的生活习惯:饮酒、吸烟、运动少、熬夜、长时间接触电子产品等不良生活习惯,会潜移默化地影响孩子的行为方式。

2. 家庭教养方面

(1)孩子的良好行为被忽视,不良行为反而被"关注"。例如,孩子在晚餐前想吃海苔,妈妈不同意的话,孩子可能会一直纠缠,妈妈从一开始耐心讲道理到训斥,甚至打骂,但这不仅不会让孩子停止吵闹,反而使情况愈演愈烈,最后妈妈不得不以妥协作为收场。其实，对孩子来说，跟孩子讲道理、讨论、争论、大声呵斥都是一种"关注"。孩子的不良行为总是被"关注"，而在日常生活中的良好行为却很容易被忽视，但父母认为这是"理所当然"。其实，孩子良好的行为更应该关注。

（2）父母下指令的方式不适宜。如父母通过大声吼叫让孩子听话。父母从多次的管理"失败"中总结出：只有怒吼或要求孩子在数到"三"之前按照父母所说的做，孩子才会听话。久而久之，孩子会误以为只有当父母这样时才需要听话。同时，当孩子观察到大人可以通过大喊大叫来达到目的时，他们就会模仿这种方式以满足自己的需求。这种模仿行为可能会让孩子染上某些坏习惯，如说脏话、打人、抽烟、喝酒等。以下是父母下达指令时的常见问题：

1）太多：父母常常会重复下指令或者一次性给予多个指令，这样会使孩子感到"混乱"，不知道到底该听哪个，索性哪个都"不听"。

2）太难：如果对孩子的期望值太高，给出的指令超过了孩子的能力范围，孩子自然会"磨蹭""不听话"。

3）太多"不"：我们总是以"保护者"的姿态告诉孩子你不能做什么。其实相较于告诉孩子不要做什么，孩子更愿意听"让他们做什么"。

4）时机不对：如果我们在孩子做某件有趣的事情（如正在玩游戏或看动画片的时候）给出指令，他们大概率会不予理会。

5）指令不明确：如果我们给孩子的指令没有清楚地告诉他们具体要做些什么，孩子只会无所适从，于是就表现为"不听话"了。比如，父母以提问的口吻下指令："我们现在去睡觉好不好？"这其实是给了孩子一个说"不"的机会。

6）身体语言不匹配：父母嘴上说着不能打人，实际却与之相反。这会让孩子误以为这是自己也能做的事情。

（3）"惩罚"占主导。惩罚是一种减少不良行为的策略，但是如果父母在处理孩子的行为问题上以惩罚为主，很少鼓励，那么孩子只是知道什么是错的，却不知应该做什么。

（4）家庭成员内部意见不统一。在管教孩子的行为问题上，父母的看法和处理不一致，会让孩子很难明白自己到底应该怎么做。这时，如果老一辈们再插上一嘴，问题就更加复杂了。

（三）社会环境因素

1. 朋友的"榜样作用"　孩子的"朋友圈"会影响他们的行为，特别是有攻击性的孩子可能会互相效仿。

2. 学校环境　老师的教育方式以及对孩子的理解、支持与接纳程度和学校的整体教育环境也会对孩子产生影响。

3. 电子媒体和网络　孩子可能会从影视作品、报纸、漫画、短视频 APP、网络游戏中习得一些不良行为，如说脏话或攻击他人等。

（四）儿童自身因素

儿童的气质类型包括：难养型气质、启动缓慢型气质、易养型气质、中间偏难养型气质、中间偏易养型气质。其中难养型和启动缓慢型气质的孩子，容易发生多种行为问题。此外，孩子生病也会影响其情绪状态和行为表现。一些特殊需求儿童，如孤独症、语言发育迟缓、全面发育迟缓、听力障碍，可能因某些大脑的功能区发育迟缓而出现较多的问题行为。

第二节 帮助孩子成长

在很多人的认知中,父母代表家庭中的"权威",因而将父母与孩子的关系定位为"命令"与"服从"的关系。但越来越多的研究表明,父母与孩子建立"相互信任"的亲子关系,更利于孩子的健康成长。

一、建立良好的亲子关系

(一)创造亲子共处时间

每天专门为孩子留出一些特定的亲子时间,哪怕只有短暂的几分钟,孩子也能感受到你一直就陪伴在身边。频繁而短暂的互动比偶尔长时间地相处往往会更有效,这些"特别时光"可以是孩子向你分享心事、提问或共同参与某项活动。如果当时无法立刻陪伴孩子,请务必稍后找个合适的时间补偿。

(二)多跟孩子交流

父母多与孩子交流,不仅有助于儿童的语言发展,还能提升其社交技能。花时间聆听孩子的想法,并对其爱好表示出感兴趣。同时向孩子分享自己的见解,鼓励孩子表达自己的感受。

(三)用肢体语言表达爱

向孩子表达关爱的另一种方式是充分利用肢体语言。比如说牵手、抚摸、亲吻、拥抱或亲密地坐在一起,这些肢体语言不仅能让孩子感受到在关爱中成长,还能让其学会通过这种身体语言向亲密关切的人表达爱。

二、鼓励孩子的良好行为

及时鼓励可以增加某一积极行为再次出现的可能性,是行为心理学的正向强化的应用。同样道理,当孩子有良好行为时,父母及家人给予鼓励,能促进孩子持续保持这种良好行为。具体鼓励孩子良好行为的方法如下:

(一)称赞孩子

当孩子表现出积极行为时,父母及时、具体地给予称赞,减少"但是",要真心诚意,情绪饱满。其中,描述性称赞往往比泛泛地称赞更加有效。描述性称赞如,对孩子这样说:"你主动收拾玩具,真是个有责任心的孩子""你玩完玩具后自己把玩具收拾好了,真是个能干的孩子!"切忌泛泛而夸,如"你真棒!"

(二)关注孩子

除了语言上的称赞外,父母还可以通过微笑、眨眼、点头等非语言方式来表达对孩子的认可和关注,尤其是在不便称赞孩子的情况下(例如他正跟一群朋友在一起,你的称赞可能会让他尴尬),你可以通过这些非语言的方式来表达你的赞赏。

(三)进行有趣的活动

为孩子提供有趣且富有挑战性的活动如:下棋、打球、跳绳、爬山、野炊等,有助于鼓励他们积极参与并展现良好行为。这些活动可以锻炼孩子的技能,同时也可以让他们感受其中的乐趣。

三、教会孩子新技能和行为

孩子在成长过程中需要学习很多复杂的新技能,例如刷牙、穿衣、整理物品、完成学校功课和采取策略解决问题等,而父母则应了解如何帮助孩子学习这些技能。

(一)亲身示范

观察是学习的重要方法。父母如果想教会孩子一项新的技能或行为,就要自己有目的的给孩子进行示范,让孩子观察自己的行为,并清楚的描述正在做的事情,同时让孩子模仿着做。必要时可向孩子提供一定的帮助,但仍需要鼓励孩子再次重复,以达到独自完成任务的目的。当孩子进行尝试以及独立完成任务时,要给予称赞和鼓励。例如,如果希望孩子说话和气、彬彬有礼,父母就要以身作则,为孩子亲身示范如何举止得体。

(二)机会教育

如果孩子主动提问、交谈、获取帮助解决问题或者展示自己所喜欢的物品,这是孩子想学习的表现,父母可以抓住机会教一些新的知识,这就是机会教育。

专家提醒

仅仅告诉孩子问题答案是不能帮助他们学会独自思考的,要采用提问的方式,可以帮助孩子学习更多东西,提高他们独自解决问题的能力,并可以表达更多想法。例如"宝贝你看这是什么颜色呀? 对,这是红色。那想想还有什么东西是红色的呢?"试着通过提示帮助孩子解答问题,在孩子想出答案时,称赞他／她,或许还可以复述一遍你想要孩子学会的东西。这是个有趣且充满享受的过程,所以不要太心急。如果孩子没有回答或不能给出正确答案时,父母再说出答案。

(三) 分步教学

分步教学是让孩子学会独立做事的一个有效方法。可以帮助你教会孩子新的技能,例如穿衣、准备就寝、准备食物或做家务。如果任务复杂且耗时长,可以分解为几个简单的步骤,然后每次教会孩子一个步骤。以教孩子刷牙为例,我们可以这样做:

1. **问**　问孩子第一个步骤是什么,"刷牙时我们要先做什么呀?"

2. **说**　如果孩子没有说出正确答案,父母平静地告诉孩子该怎么做。例如"首先,我们应该把牙膏挤在牙刷上面。现在让我看看你是如何把牙膏挤在牙刷上面的呢!"

3. **做**　如果孩子做得不顺利,可以提供一些帮助,辅助他们自己完成。例如,拧开牙膏盖,把手放在孩子的手上引导完成。开始之后,应放开手让孩子独自完成任务。

第三节 管理孩子的不当行为

强强(化名)和豆豆(化名)是一对兄妹,他俩经常因为一些小事发生争吵,甚至打架。父母为此非常苦恼:在学校里都是表现不错的孩子,为什么回到家里又是另一副模样呢?

其实,在孩子们成长的过程中,同伴之间出现分歧或争吵是常见现象。一旦争执升级为打架时,则可能带来伤害的风险。如果父母不对这些行为进行及时干预,这些攻击性行为可能会逐渐加剧。

热搜问题

孩子常见的攻击性行为有哪些?

除了争吵和打架,0~6岁儿童常见的攻击性行为还有嘲笑、言语上的刻薄、拒绝分享玩具或排斥其他孩子参与游戏,甚至更严重的身体伤害和破坏行为。年幼的孩子可能在情绪激动时出现咬人、抓人、推搡、打人或拉扯头发等行为。

一、巧让"战斗士"变"礼貌娃"——管理孩子"爱打架"

"一言不合"就"开战",仿佛是天生的"战斗士"。家有爱打架的孩子,常让父母们抓狂,尤其是对那些一心想积攒"好人缘""好口碑"的父母来说,可能会因为一场孩子之间的"大战",而面临"人设崩塌"之忧。怎么办呢? 以下建议"专治"爱打架的孩子。

(一)明确行为规则与犯错后果

父母首先制定一系列简单明了的家规,比如:保持温和礼貌的行为,学会分享和有序参与活动,保持适当的身体接触,用友好的语言与人交流等。父母要明确告诉孩子哪些行为是不可接受的,以及这些行为会导致什么后果,同时鼓励孩子在与他人玩耍时遵守这些规则。且家庭中的每个成员都应共同遵循这些规则。

专家提醒

规则应当积极指导孩子可以做什么,而非只是告诉他们不要做什么。通常托育机构、幼儿园或学校会设定一套孩子们较为熟悉的规则,并让孩子知道并遵守这些规则。而孩子在家中的表现却没有规则意识,所以建议在家中要采用相同的规矩,以保持一致性。

(二)帮助孩子解决问题

父母在孩子打架之前应积极介入并帮助孩子解决实际问题。为了教会孩子自己解决问题,父母可以询问孩子发生了什么问题,孩子想要什么。同时告诉孩子遇到这样的问题时我们可以怎么做,应该用什么比较合理的方式达成自己的目标。这样可以帮助他们想出解决方案并作出尝试。

有些孩子在表达自己需求方面存在困难，父母可以教孩子一些有用的词汇，帮助孩子解决这个问题，例如"小明，时间到了，轮到我了。"如果孩子礼貌地表达了自己的需求，应该给予称赞。

（三）正面强化良好行为

当孩子展示出良好的行为时，给予正面、积极的反馈，以强化该行为。父母可以为孩子的表现提供特别奖励，如孩子们相互讲故事或有序的玩他们喜欢的游戏并能分享玩具时，父母要给孩子们能和睦玩耍而表扬、点赞和奖励。

（四）角色扮演

通过角色扮演的方式，让孩子在一个安全的环境中模拟社交情境，并学习如何更有效地与人交往。

（五）营造友好的家庭氛围

营造良好的家庭气氛，确保家庭环境是支持性和爱护性的，以减少孩子出现攻击性行为的可能性。

（六）及时寻求专业咨询

如果问题持续存在或恶化，父母没有办法自己解决孩子的问题，建议寻求专业的心理健康咨询医生的帮助。

二、巧让"怒气包"心平气和——处理孩子"发脾气"

正如歌曲中唱到的"相爱没有那么容易，每个人都有他的脾气"一样，每个孩子也都有自己的"脾气"。1岁左右的孩子，开始展现出独特的个性,有时会出现固执、难以捉摸以及不合作的态度。2 岁左右的孩子,出现"发脾气"的行为尤为常见,时间从 20 秒到数小时不等,表现形式多种多样,包括哭泣、尖叫、跺脚、打滚,甚至屏息等。如果得到正确的引导和教育,这种情况在 3 ~ 4 岁时会有所减少。随着孩子逐渐学会用其他方法解决问题,发脾气的次数和频率也会逐渐减少。

专家提醒

孩子爱发脾气与"挫败感"有关

发脾气通常是孩子在感到愤怒或受挫时的反应。幼儿可能会因为以下原因而感到挫败:当他们的行为受到限制,如被告知"不可以"做某事;当事情不按他们的意愿发展;当他们遇到难以应对的困难;当他们不知道如何表达自己的需求;当他们感到疲倦;或者有时,发脾气可能没有明显的触发原因。

(一)预防孩子发脾气的策略

1. 尽可能收起你不希望孩子触碰的物品,以避免频繁地说"不行"和"不可以"。

2. 设定明确且符合孩子年龄阶段的规则。

3. 确保孩子拥有规律的饮食和作息,这有助于稳定他们的情绪。

4. 让孩子了解你一天中的活动安排,让他们知道可以期待什么。

5. 有计划地给孩子安排每天的活动,减少孩子感到无聊或捣乱的机会。

6. 关注孩子的表现,并在他们表现好的时候给予表扬。

7. 孩子提出需求时,父母先判断孩子的请求是否合理,确定为不合理的要求时,父母再坚持自己的决定。

（二）当孩子发脾气时,父母可以这样做

1. **运用刻意忽视**　对于 2 岁以下的孩子来说,忽视是非常有效的。当孩子的行为或要求不合理时,父母不要看着他们或与他们说话。如果确定环境安全时,你可以离开并不予理会,直到孩子安静下来表现良好为止。一旦孩子安静下来并表现良好,父母可立即给予表扬。

2. **使用"平静时间"**　当较大的幼儿发脾气时,你可以停止手头的工作,走到孩子一臂的距离内,平静而坚定地告诉他们停止做什么以及应该做什么:"小伟,请停止尖叫,用平和的声音说话。"如果他们按照你的要求去做了,就立即给予表扬。

热搜关键词

平静时间:当孩子行为不当或没有遵循指示时,父母立即让孩子在活动区域的边缘安静地坐一小会儿,这就是"平静时间",是一种短暂且有效的方式,能够帮助孩子快速习得适宜行为。

"平静时间"的操作方法:一般在发生问题的同一间房间内实施,年龄稍大些的孩子可以坐在地板或椅子上;婴幼儿可以放在婴儿床、婴儿车或围栏内。一般来说,短暂的"平静时间"比持续的"平静时间"更为有效。建议 2 岁孩子的"平静时间"为 1 分钟;3 ~ 5 岁的孩子是 2 分钟;5 ~ 10 岁的孩子最长可为 5 分钟。

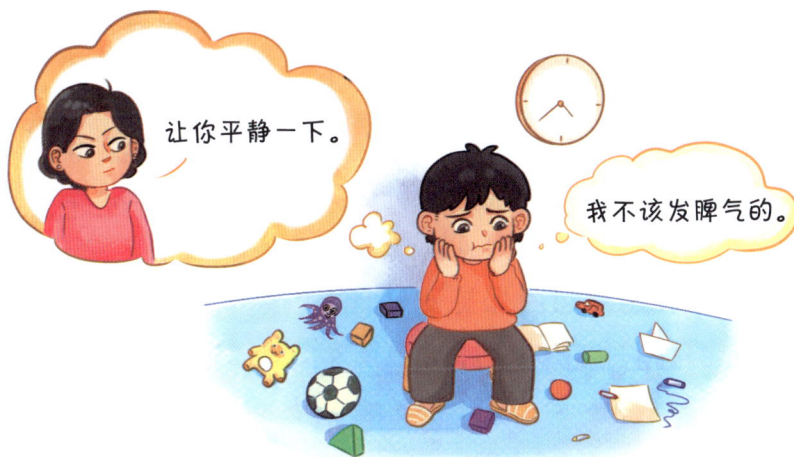

平静时间

热搜关键词

隔离时间：是继"平静时间"后采取的一项积极策略，如果孩子在"平静时间"内没有保持安静，或者有更为严重的问题发生，例如发脾气、大声哭叫、打人、踢人、骂人等，家长可以采取"隔离时间"策略。"隔离时间"在帮助孩子学会自我控制和正确行为方面尤其有效。

---

3. 使用"隔离时间"　如果孩子发脾气仍然持续，父母可以告诉他们做错了什么以及后果，此时你可以这样说："你没有按照我们定下的规则去做，现在要开始把你隔离到浴室内了。"即使孩子感到烦躁或愤怒，也要坚定地执行这一策略。这也是让父母冷静下来的机会——如果你发现自己感到紧张和焦虑，请做几次深呼

吸以缓解情绪。

　　"隔离时间"的操作方法：将孩子带到一个无趣但安全的地方，让他们安静一段时间。如选择浴室，应拿走或锁好任何危险或易碎的物品，且室内不能留好玩的东西。孩子在"隔离时间"期间，不要给他们任何关注，包括眼神。如果孩子在"隔离时间"结束前擅自离开，可以选择关上门或坚持带孩子回去。一旦孩子在规定时间内保持安静，就让孩子出来。短暂的"隔离时间"比持续的"隔离时间"更有效。时间要求上与平静时间一致。

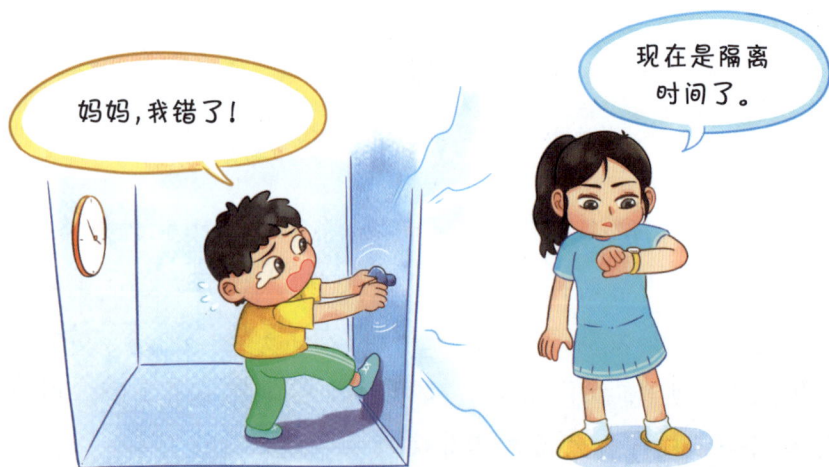

隔离时间

　　4. 将孩子带回活动　　当孩子在隔离时间里安静了 1 分钟后，可以让他们重新参与活动或找些事情给他们做。当孩子表现好时，父母立即给予表扬。如果他们再次发脾气，请再次开始隔离时间。你可能需要多次使用隔离时间，才能让孩子学会如何处理自己的挫折感和愤怒情绪。

三、让"怼娃"变"乖娃"——处理孩子"不听话"

乐乐两岁了,处处和大人对着干,让他收拾玩具,他说"不";让他好好吃饭,说"不";让他早点睡觉,还是说"不"……爸爸妈妈误认为,这个孩子需要严厉管教。其实说"不"是孩子自我意识开始萌芽时的一种表达方式,他们想要更多"独立自主"的机会,所以开始与你对抗,以争取自己的"主权"。遇到这样的情况,父母别着急生气,让我们好好捋一捋。

(一)预防孩子不听话行为的措施

1. 建立良好的亲子关系,这是父母管教的基础。

2. 尽可能为孩子创建安全的家庭环境。

3. 准备大量的适龄玩具和游戏分散孩子的精力。

4. 在日常生活中多鼓励良好的行为。

5. 提前给孩子一个心理预期,让他知道接下来要做什么。

(二)正确给予指令的技巧

1. 获取孩子的注意。停下你手上的工作,走到离他一臂距离内的地方并蹲下来,叫他的名字并拍拍他的肩膀,确保你们有视线接触。

2. 用冷静、坚定的语气说出你的要求。父母可以对着镜子进行练习。

3. 给出的指令要清晰、简洁、具体。发出的指令字数不要太长,要非常具体、清晰地告诉孩子他需要做什么,不要去翻以前的旧账,也不要动辄上升到对孩子进行人格批评,如"懒、坏、自私"。

4. 耐心等待孩子的反应。停顿约 5 秒时间,给孩子一点时间开始做你要他做的事。

5. 称赞孩子的合作。如果孩子按照你所说的去做，请及时、具体的回应他给予表扬和点赞。

6. 大原则不变的前提下，让孩子做一些"选择"。比如，当孩子不肯坐在餐椅上吃饭时，我们可以尝试让孩子选择用哪个碗／餐盘、哪个勺子、哪个饭兜，还可以让他选择吃哪种食物，让他们参与并感到有自主权和选择权。

（三）当孩子不听话时的处理方法

1. 用合理后果来配合你的指令。如果孩子在 5 秒内没有按照指示去做，可使用合理后果，比如把玩具移走，或结束相关的活动。用温和而坚定的语言解释你为什么要这样做。不要理会孩子的抗议或埋怨，也不要争辩，只是简单地执行后果。

2. 恢复终止的活动。终止活动 5 ～ 10 分钟通常已足够，时间一到，就把玩具归还给孩子或让孩子恢复活动，并观察后续孩子的表现，积极鼓励好行为。如果不好的行为再次出现，可以重复执行合理后果。

3. 当孩子不听话的行为持续升级，可在专业人士的指导下，使用"平静时间"或"隔离时间"策略。

专家提醒

当孩子已经安静下来，父母要记得及时让孩子恢复活动。并对孩子此后的良好表现给予称赞。如果问题再次出现，可重复执行上面的步骤。

第四节 巧让"睡渣"变"睡神"
——儿童睡眠问题的解决方案

常听老人们说孩子是"睡一觉长一寸。"此言虽夸张,但也不无道理。儿童时期的睡眠又被称为成长睡眠。好的睡眠习惯,不仅能促进儿童的体格生长,还能提升孩子的认知能力、学习记忆能力以及心理健康水平。此外,优质睡眠还能帮助孩子提高免疫力,预防疾病。因此,父母们要关注孩子的睡眠情况,及时帮孩子解决各类睡眠问题。

专家提醒

0～5岁儿童睡眠时间推荐

1岁以下:13～18小时(0～3个月)或12～16小时(4～11个月),包括日间小睡。

1～2岁:11～14小时,包括日间小睡,并有规律的睡眠和起床时间。

3～5岁:10～13小时,包括日间小睡,并有规律的睡眠和起床时间。

一、认识睡眠问题

"一觉睡到大天亮",这不仅是成人对自己,也是对自己孩子拥有好睡眠的渴望。虽然大部分孩子"很能睡",但总有一些孩子不仅睡得晚,还频繁夜醒,妥妥的"睡渣"一枚。

专家提醒

睡眠问题可能导致儿童体格生长减慢或肥胖,以及学习能力、记忆力、注意力和智力等减退,甚至引发儿童的心理行为问题。此外,有研究发现:不良的睡眠姿势,可能会让你的孩子"越睡越丑"。

(一)0~6岁儿童常见睡眠问题

1. "奶睡"即必须含着乳头入睡。

2. "抱睡"即必须在家人的怀抱里入睡。

3. 使用安抚奶嘴睡觉。

4. **其他睡眠问题** 如睡觉前磨蹭、入睡困难、频繁夜醒、拒绝在自己的床上睡觉、睡眠时间不足、做噩梦等。

(二)导致儿童睡眠问题的常见原因

1. **遗传因素** 许多睡眠问题的发生与遗传因素有关,如梦游、梦呓、遗尿、夜惊、打鼾、磨牙等。

2. **器质性疾病因素** 如阻塞性睡眠呼吸暂停综合征、哮喘、中耳炎、湿疹、蛲虫病、胃食管反流等。

3. **不良睡眠习惯** 不恰当的入睡条件依赖(如拍睡、抱睡、摇睡、奶睡、观看视频等)导致频繁、长时间夜醒,且入睡需要父母干预或满足依赖条件。喂养次数过多,特别是夜间喂养过频,也容易导致婴幼儿睡眠碎片化而降低睡眠质量。

4. 没有固定的睡前程序或就寝时间,且父母双方行为不一致。

5. **睡眠环境的改变** 如更换居所、更换带养人等。

6. **自身性格因素** 比如气质类型。

二、巧让"睡渣"孩子变"睡神"

孩子出现睡眠问题,受折腾的往往是父母。漫漫长夜,一起"熬"的滋味真是难受。其实想改变并不难,做好以下这些,"睡渣"孩子也能变"睡神"。

(一)让睡觉充满"仪式感"

1. 确保房间舒适,温湿度适宜,室温 18 ~ 26 ℃,湿度保持 55% ~ 65%。

2. 设置固定的就寝时间。如果一开始调整就寝时间困难,可以暂时推迟儿童的就寝时间,随后按照一定的时间表逐渐提前,最终达到父母期望的就寝时间。

3. 制定一套固定有序、愉快、安静的就寝程序,为入睡做好准备。把这些步骤以可视化图表的形式列出来放在一个固定的位置,确保孩子能够清楚地看到每项活动,完成后立即给予奖励,如贴纸、印章。如果孩子没有达成目标,不要批评,也不要打"×"或者撕下已经贴上的贴纸。详见示例:

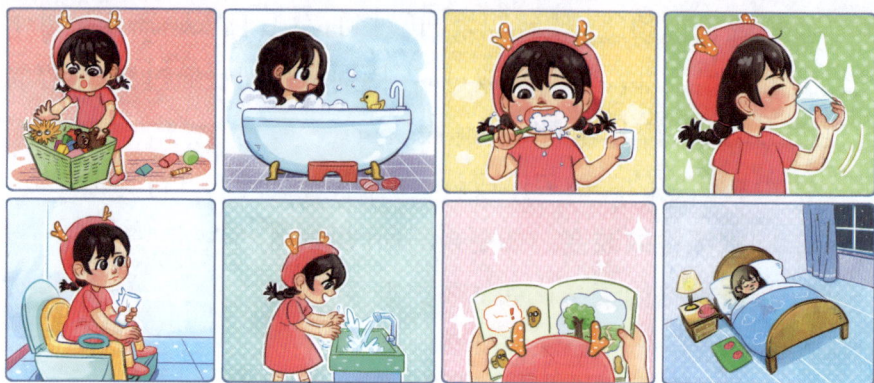

就寝程序

4. 父母协助孩子完成就寝程序的所有步骤。

5. 带孩子去床上睡觉并确认一切妥当。

6. 与孩子说"晚安"并离开。

专家提醒

如果孩子遵循了就寝程序的步骤,父母一定要在第二天早上,对孩子进行称赞和奖励。

(二)教孩子安静地躺在床上

对于启动一项新的就寝程序,父母可以采取以下策略让孩子适应:

1. 告诉孩子,如果安安静静地躺在床上,你将会回来看他。确认孩子明白后,道"晚安"并离开。

2. 等待 2 分钟,如果孩子安静地躺着,返回去温柔地称赞一下他说"真乖,你做到了自己很安静地躺在床上"。停留时间不要超过 30 秒。

3. 5 分钟后再返回去,并称赞孩子。

4. 逐渐拉长间隔时间,直到你回去之后发现孩子睡着了,便安静地离开。

(三)管理睡眠问题用对方法

1. 温和的方法(适合小年龄儿童)

(1)家长在大床躺下,孩子睡在旁边的小床,温柔地告诉孩子:"该睡觉了,爸爸/妈妈会一直在你身边喔!"然后闭上眼睛假装睡着直到孩子入睡。

(2)不要跟孩子说太多话,或不停安抚,除非孩子正处在生病等特殊情况中。

(3)可以提前告知孩子晚上睡觉的事情,结合儿童绘本进行引导。

2. 循序渐进的方法

(1)温柔而坚定地告诉孩子,如果安安静静地躺在床上,你会回去看他。如果孩子在你离开的时候哭闹,就需要延迟回应,给孩子机会能自己平静下来。

(2)5分钟后再进去,轻轻拍打睡在床上的孩子,提醒是时候睡觉了。注意此时的目标是让孩子和自己安心,不必帮助其停止哭闹。如果孩子正安静地躺在床上,就给予鼓励和表扬。

(3)陪伴1分钟后,即便孩子还在哭闹,你也要离开。

(4)你逐渐延长每两次查看的间隔时间。每次的间隔时间都比上一次延长。

(5)如果孩子开始安静下来了,你可以不再进去查看。

3. 直接的方法

只要孩子还在床上,父母就不必理会其任何叫嚷和哭闹(注意安全),不要再跟孩子说话或返回其的房间,但可以提前告知将给予的奖励和惊喜。

专家提醒

改变不良睡眠习惯需要花费额外的时间和精力,因此,父母们必须下定决心解决孩子的睡眠问题,并做好坚持执行所选方法的准备。建议父母齐上阵,互相配合,避免其中一人因情绪失控而导致"哄睡"失败。

小贴士

孩子做"噩梦"了怎么办?

孩子做噩梦是比较常见的生理现象,父母不必过度担心。噩梦的产生往往与白天经历的事情或家庭环境有关。当孩子从噩梦中惊醒时,父母可以紧紧抱住孩子给予安慰,让他们感受到安全和温暖,同时告诉孩子现在很安全,帮助其逐渐放松并再次入睡。父母在白天多了解孩子的需求和困扰,并积极提供支持和解答,能有效预防噩梦。此外,创造一个和谐、安全的家庭环境,减少孩子的压力和焦虑,也有助于减少孩子做噩梦的情况。

第三章

是爱，让宝贝的世界不再孤独
——孤独症儿童的家庭养育照护

有些孩子表现得与我们的世界"格格不入"。他们总是眼神闪躲、惜字如金……仅仅是因为"性格内向"吗？真相可能远没有你想的那样简单！

第一节　认识孤独症

作家马尔克斯在《百年孤独》一书中写道：越文明，越孤独。在科技高度发达的当今社会，孤独似乎成为人类生活的一种常态。但有一种孤独却是很多父母生命中的"无法承受之重"，那就是"孤独症"。

一、隐藏在人群中的孤独症

孤独症是什么呢？是性格内向吗？是什么都懂，只是不愿意开口吗？是不善人际交往的"怪才"吗？都不是！孤独症又称自闭症，是一类先天性神经发育障碍，以社会交往、交流障碍和重复刻板行为、兴趣狭窄为主要症状。和唐氏综合征孩子所不同的是，孤独症儿童没有"特殊病容"，很难从"长相"将他们和正常孩子区分开来。

孤独症是当今世界的一大医学难题，其对孩子身心健康的负面影响可能持续终身。但庆幸的是，绝大部分被确诊为轻度孤独症的孩子，经过科学、系统、持续、全方位的医学干预，以及家庭的精心养育照护和康复训练，也能和其他孩子一样拥有健康幸福的人生。

二、孤独症的病因

到目前为止,孤独症的病因及发病机制还不完全清楚。医学界普遍认为,遗传因素是最主要的发病因素,数百个基因与其相关。免疫因素与环境因素(包括父母生育年龄大、第一胎或第四胎之后、母亲妊娠前肥胖或体重不足、母亲妊娠前和妊娠期糖尿病、妊娠期高血压、病毒感染、服用某些药物、暴露于环境污染、先兆流产、宫内窘迫、出生窒息、低出生体重等)均能增加儿童患孤独症的风险。此外,遗传因素与环境因素相互作用被认为与导致儿童脑发育异常,引起孤独症相关症状有关。

三、警惕孩子的"五(少)不"行为

孤独症的早期行为特点就是"五(少)不"行为。如果孩子出现以下行为,需警惕孤独症。

(一)不(少)看

目光接触异常。孤独症儿童很早就不愿或很少与他人进行目光接触。有研究证实,2岁的孤独症儿童对他人眼睛的注视时间只有正常儿童的一半。还有一些孩子虽然可以正常交流,但是面对面的目光交流还是会不自然,表现为逃避眼神接触或时间短暂。

(二)不(少)指

缺少恰当的肢体动作,无法对感兴趣的事物提出请求。孤独症儿童可能早在1岁时就出现肢体动作的使用频率下降的情况,比如不会点头表示需要、不会摇头表示不要、不会有目的地指向、不会手势比画等动作。

（三）不（少）应

包括叫名反应和共同注意。孩子对父母的呼唤充耳不闻。叫名反应不敏感通常是父母较早发现的孤独症表现之一，这个现象不仅可以从正常儿童中识别出孤独症，也可较好地分辨出孤独症与其他发育问题的儿童。共同注意是幼儿早期社会认知发展中的一种协调性注意能力，也就是孩子会用手指指向、眼神注视等方式跟别人共同关注两者之外的某个物体或者事件。而孤独症儿童通常在 14 ～ 15 月龄的时候就已经在共同注意这方面的沟通能力表现得比较低下。

（四）不（少）语

大多数孤独症儿童都存在着语言发育迟缓的现象，这也是很多孤独症孩子就诊的首要原因。少数能力好的孩子，虽然能认字，但无法理解并表述其含义。语言发育延迟并不一定意味着患有孤独症，但出现这类问题的时候，父母们一定要引起重视，尽早就医咨询，避免耽误最佳干预时机。

（五）不当

不当是指不恰当的物品使用及相关的感知觉异常。一般孤独症儿童从 1 岁开始，可能会出现不恰当使用物品的问题，比如旋转、排列物品或者长时间关注一个或一类物品，沉浸在自己的世界里。另外，还有一些言语不当的情况，表现为表达正常语言后又出现了言语的倒退，比如念叨常人很难听懂的、重复性的或没有意义的话。

第二节　孤独症儿童家庭养育照护要点

患上孤独症的孩子,由于无法和外界进行正常交流,只能沉浸在自己的世界里无法自拔,就像遥远夜空里的星星一样独自闪烁,因此有人将孤独症儿童称为"来自星星的孩子"。作为父母,我们又该如何帮助孩子走出孤独世界,迈向健康快乐的人生呢?

一、营造促进康复的良好家庭氛围

(一)营造和谐的家庭关系

家庭关系指的是家庭成员之间的关系,主要包括夫妻间、手足同胞间以及其他家庭成员间的关系。和谐的家庭关系,能带给孩子一个温暖、有爱的家,让孩子看到流动的爱和来自家庭的关注及鼓励,更有利于康复。在家庭治疗中,父母可以邀请其他家庭成员加入进来,尽量让每个家庭成员都能够增加对孤独症儿童的内心关爱与尊重,提升孩子对自己的生命价值感。

专家提醒

如果夫妻间的关系不好,不能为孤独症孩子的社会化人际关系发展作出榜样和正面示范,从而影响孩子的安全感,导致害怕和恐惧情绪的产生。此外，如果父母用情绪化方式发泄给孩子，也会对孩子的后天心理成长带来创伤。

（二）以科学态度处理疾病、孩子及自己关系

作为孤独症儿童的父母，要学会做好自我调适。面对疾病，要保持一种科学、客观的态度，不要相互埋怨，更不要因为孩子而忽略对方的感受。在整个家庭成员的支持和帮助下，妥善安排孩子的教育和训练时也应有自己的生活、工作和兴趣爱好，不要因孩子完全失去自我。

（三）为孩子提供安全的居室环境

给孩子居住的房间，要注意保持安全、简单、整洁。设置防护床栏；家中的墙角、桌角突出的尖锐部分，都需要进行包边防护处理；电源插孔在没有使用时，需及时插上挡板；地面保持干燥平整，防湿防滑防跌倒；室内严禁存放危险的物品，如尖锐的物品、药品、小颗粒的玩具、开水等，避免割伤、误吞、烫伤等；为孩子进行训练的房间内不摆放过多的物品，尽量简单舒适一些。

二、做好孤独症儿童的日常生活照护

（一）提供适宜的饮食和药物

提供给孤独症儿童的饮食以富含营养易消化为宜，避免过敏性或不耐受食物的摄入，同时注意饮食安全与卫生。根据孤独症儿童的个体化，遵医嘱选择药物辅助疗法、生物疗法（如禁食小麦

及奶制品、使用微量元素及维生素等)等,其间还需注意观察药物、食物的反应。

(二)保证充足的睡眠

每天保障孩子拥有充足、高质量的睡眠。孤独症儿童在睡眠方面存在许多困难,因此父母要尽量为其提供良好的睡眠环境,建立规律而不仓促的入睡程序:入睡前不要看刺激的节目、避免剧烈运动或导致兴奋的游戏、不吃东西;睡前陪伴需控制时间和定好规矩;遵循孩子的某些睡眠习惯,如喜欢抱着抱枕;发现孩子梦游或被噩梦惊醒时不要叫醒孩子,让孩子继续睡觉,保障安全。

三、父母要学会与孤独症儿童一起成长

(一)保持稳定的心理和情绪

父母心理和情绪的健康平稳,是在家庭中帮助孤独症孩子康复的基础和前提。一切有情绪的照护对孩子都是不利的。在家庭养育照护中,肯定会遇到孩子犯错,导致照护结果没有达到期望值,或者产生更意想不到的后果等,因此需父母有强大的内心,保持平稳的情绪来接受。父母只有控制好了自己的情绪,才能进一步帮助孩子。

(二)充分了解孩子的身心状况

父母要在生活中细心观察自己的孩子,并对照资料认真分析,包括身体方面伴随的疾病(睡眠、肠道功能紊乱、代谢、遗传方面等)、饮食习惯、兴趣爱好、心理变化等,通过与医生沟通,了解孩子潜在能力及主要困难、主要行为问题,再与老师、医生共同制订孩子的家庭教育和训练计划。

（三）学习孤独症相关知识与技能

1. 父母要主动学习和掌握关于孤独症教育和训练的理论知识及技巧，通过参加父母课堂的学习，从老师、医生以及其他孤独症患儿家庭借鉴有益的经验。

2. 多寻求指导并坚持。在针对孤独症孩子的家庭教育和训练中，父母要做到一边实践、一边学习，与医生、老师积极配合，遇到困难及时沟通，帮助孩子达到最佳康复效果。

第三节　孤独症儿童的家庭训练

家有孤独症儿童，对父母来说是一个巨大的挑战。家是社会的缩影，也是社会的组成部分。在家这个小小的社会里，如何让孩子像"别人家的孩子"一样，拥有一个有爱的童年以及幸福的人生？父母除了要做好日常养育照护外，更多应该是培养孩子独立生活的能力，当好孩子步入社会的"领路人"。因此，家庭训练对每个孤独症儿童来说是至关重要的。

一、孤独症儿童心理问题的家庭干预

孤独症儿童在成长过程中可能面临诸多心理问题，如焦虑、抑郁、自卑、社交恐惧等，通过以下方式可以帮助孤独症儿童合理应对心理问题。

（一）建立良好的心理环境

孤独症儿童最需要的是安全感。缺乏安全感，容易导致后续一系列的心理问题，所以父母和其他家庭成员要尽量避免指责、贬低或者过度干预孩子，营造一个关爱、支持、包容的心理环境，让孩子感受到温暖和安全感，以减轻他们的心理压力。那生活中我们到底该如何做呢？

1. 建立良好的父母关系　对孩子安全感影响最大的就是父母

之间的关系，父母就是他们的整个世界，父母之间的冲突相当于世界大战，对于敏感的孤独症儿童而言更甚。而且，孩子经常把父母间的冲突归因于自己不好、不乖，从而产生不安和愧疚感。从这个意义上来讲，父母能送给孩子最大最好的礼物，就是一个和谐的家庭环境，这不仅直接有利于孩子安全感的建立，对于孩子社会化、人际关系等诸多方面也是大有裨益。

2. 加深亲子依恋关系，成为孩子的安全基地　如果孩子拥有一个安全基地，能够信赖父母或者照料者，他们更有可能积极主动地探索世界，拥有更好的人际关系，情绪和行为问题也更少。所以当孩子在玩耍时，一会儿跑到你身边让你抱，一会儿又跑到旁边自己玩，不要不耐烦！最好的做法是，孩子要我们抱我们就抱，孩子想自己玩就让他自己玩。正常情况下，经过多次的交替尝试亲密和分离，孩子能建立初步的安全感。

（二）提高孩子的自我认知和自信心

1. 心态放平和一些，用欣赏的眼光看待孩子　正视孩子间的差异，自己的孩子不是别人孩子的复制品。尤其是孤独症儿童的父母，我们要学会等待，心态要放平和，学会用欣赏的眼光看待孩子，多想想孩子的优点，要善于发现孩子的闪光点，发自内心地去赏识自己的孩子。

2. 帮助孩子认识自己的优点和长处　每个孩子都有自己的长处，尤其是孤独症儿童，更有可能具有超常的能力，每个孤独症儿童都有自己相对的强项和弱项，父母可以帮助孩子发掘自身潜力，不断发展和提升优势。

3. 多表扬、鼓励和支持　当孩子发现自己与其他孩子的差距，容易焦虑、退缩、自暴自弃。父母要多表扬、鼓励和支持，帮助孩子建立自信心，克服自卑情绪。每一份进步和努力，都值得被看见。

每一份看见,让我们更有动力面对挑战。

"夸"孩子也有方法,尤其是"夸"患有孤独症的孩子。以下方法,推荐给大家:

（1）夸奖时,不要夸无法改变的外表、智力、聪明与否,要夸夸孩子的态度、行为和努力程度。

（2）看见孩子好的行为,为其加点自信:"你真的很能干,做得又好又快!""你主动问好的样子真的很有礼貌!"

（3）多关注还在康复过程中的进步和收获,不要以简单的"失败"和"成功"来评价孩子的行为。

（4）鼓励时,可以这么说:"我们一起来想办法""每天进步一点点,爸爸妈妈和宝贝一起努力!"

（三）培养良好的情绪调节能力

1. 父母要走出危机心态,树立情绪榜样 父母要消除因为孩子确诊而产生自责、内疚、愤怒、埋怨、后悔等不良情绪。要努力提高自身的情绪管理能力,树立情绪榜样。对自己的情绪有觉知,不避讳跟孩子谈论自己的情绪,遇到问题时,尽量保持自己的情绪平稳。

2. 接纳自己和孩子的情绪,允许适当地宣泄情绪 不少父母无法接受孩子的情绪状态,有些人会打压,有些人会回避,还有些父母试图用物质满足。父母的这些做法,有一个共同点,就是希望通过种种手段来稳住孩子的情绪,"一键停止"孩子的哭闹。但是情绪不是一台机器,按下按钮就开,再按一下就关。如果把孩子的情绪爆发看成是一次成长机会,那么家长的心态就会更平和坦然。同时也让孩子知道,一旦产生了焦虑和不适的感觉,可以告诉爸爸妈妈。

3. 帮助孩子认识、表达情绪,学会调节自己的情绪 抓住每一次体验到情绪的机会进行命名,可结合个人的表情、动作、假扮游戏、人脸图卡、视频等引导孩子认识情绪、表达情绪。对不会说话的孩子,可用图片沟通方法、手势语、特定表情、动作等,鼓励让孩子表达基本情感,形成学习条件反射,逐步强化和稳固它。另外父母可以尝试一些情绪调节技巧,如深呼吸、放松训练等,帮助孩子应对焦虑和抑郁等情绪问题;通过绘本阅读、游戏例如表情模仿秀、过家家、角色扮演、桌游,利用社交故事帮助孩子学习有关情绪管理的知识。

4. 积极处理孩子的情绪问题　想处理好孩子的情绪,首要的一点是要有同理心,要从孩子的角度去看。当孩子处于激烈情绪中时,不要讲道理,不要追问原因。而是领他到安全、安静的房间呆一会儿,千万不要试图在这个时候去解决事情。待孩子渐渐平静时,再和他讨论情绪的问题以及怎么去解决问题。

孤独症儿童出现情绪问题时,往往会表现在行为上,如自伤行为、攻击行为等。此时,父母一定要冷静,可以握着孩子的手臂跟孩子确认:不可以打妈妈,不可以打自己。可以去打枕头,拍沙发。要规范孩子的行为,明确告诉孩子哪些事情可以做,哪些不可以。

二、孤独症儿童的家庭语言训练

当孩子被确诊孤独症之后,父母先要振作精神,学习孤独症相关知识,正确选择治疗方法,全身心投入孩子的训练当中去。家庭是孤独症儿童最熟悉、最自然的环境。在这个环境中进行语言训练,有助于孩子更好地理解和应用所学的语言知识。其次,家庭训练有助于巩固和泛化孩子在医院或者专业机构所学到的语言技能。孤独症儿童在机构接受的语言训练往往较为系统和规范,但在实际应用中可能会遇到一些问题。家庭训练可以针对这些问题进行有针对性的辅导地纠正,使孩子能更好地掌握和运用语言。

（一）家庭语言训练的内容

1. 训练的重点内容 孤独症是以社会交往缺陷为主要特征的疾病,患病的孩子会继发性地出现认知（智力）障碍以及一系列行为问题:如哭闹、尖叫、躲避、攻击破坏、四处跑动、自伤等,但其根本问题还是社会交往障碍,因此训练应该从社会交往入手,并同步进行认知（智力）训练、行为矫正、生活自理能力训练和运动训练等。

2. 训练方法及注意事项

（1）父母在对孤独症儿童进行社会交往训练中,注意要让孩子每天醒着的大部分时间处在人与人的互动活动之中,尽量不让孩子有机会独处,不要自己一人玩手机、看平板电脑、看电视、旋转、看风扇、开关门、玩按钮、搭积木等。

（2）父母多与孩子互动:利用眼神、表情、动作姿势、语言这四种手段和孩子互动,借助玩玩具、做游戏、看图书、讲故事、满足生理需求等形式开展互动。

（3）在亲子互动过程中,早期一定要尽量一对一（后期可以不断加入玩伴）、面对面开展互动。互动时,父母要做到和孩子平起平坐（眼睛在同一水平位置）,表现得热情洋溢、情感丰富,言语抑扬顿挫（有音调的意思）,让孩子对自己的行为（如眼神、表情、动作姿势、言语等）产生兴趣。

刚开始孩子也许并不买账,依然我行我素、四周走动、不理不睬,但是父母必须坚持做下去,凭着爱心、信心、耐心、决心,还要有那么一点点"狠心",加之必要的奖励和辅助,你会惊喜发现孩子的变化：出现了一次目光对视；听到你的呼唤，回了一次头；有了一次分享性的互动手势，例如指着飞机然后看大人的动作；当爸爸问"妈妈在哪儿？"时，望了一眼妈妈；顺着你的手指看了一次商场的气球；第一次发出了"水"的声音表示要喝水；第一次发出了"街"的声音表示要上街等。这些就是孩子的进步。当进步一个接一个出现，就会出现累积效应，孩子自然就减少了独自玩耍的机会，减少了看手机、玩手机、排列物品等刻板行为。行为模式也逐渐从"自闭症模式"转变为"社交情感模式"。这就意味着父母对孩子的训练初见成效，训练已经步入正确的轨道了。

专家提醒

　　父母要特别重视孩子发出的社交信号：例如拍拍你，叫你，哪怕是发出无意义的"ba、ma"音时，你也要像捡到金子一样，以热情奔放的态度积极回应，绝不放过任何一个社交信号。

　　有些父母观察到了孩子的兴趣，也耐心等待了，但是孩子却没有尝试同他们沟通。这种情况在内向型和自我型的孩子中经常见，因为这些孩子很少主动沟通。对于这些孩子，父母不仅需要等待，还需要为他们创造沟通的机会，提供沟通的理由。

（二）掌握让孩子"打开话匣子"的技巧

　　1. 每次一点点　对于孩子非常喜欢的食物，或者像积木、拼图等一类需要很多组件的玩具，可以每次只给一点点或者玩具的一部分，等待孩子主动来向父母要更多的食物或者玩具。

　　2. 够不着　可以将孩子平常很喜欢的一些东西放在高处的架子或者柜子上，让其不能轻易够得着。如此，孩子将不得不设法跟父母沟通,寻求帮助去得到自己想要的东西。

3. 打不开 把孩子想要的东西放在不容易打开的透明容器中。假如孩子很喜欢吃糖果,并能在想吃的时候随时从糖果盘中拿到,孩子就没有找父母帮助自己的动机。但是,当糖果被放置在一个不容易打开的透明塑料盒子里时,孩子就不得不把盒子拿给父母,并请求帮助打开,以得到自己想要的糖果。

4. 不会玩 对于那些吸引孩子但孩子自己却难以操作的玩具,如吹泡泡、气球等,父母可以在玩具自然停止后,等待一下,让孩子主动来寻求帮助,再让玩具开始运行。

5. 缺一个 在孩子早上起床穿衣服的时候,父母可以故意少给一只袜子,或者在准备出门时故意少给一只鞋子或一只手套,让孩子主动索要缺少的那部分。

6. 提供选项 可以通过提供不同选择来扩展跟孩子沟通的机会。比如孩子喜欢喝苹果汁,就可以问孩子是喜欢喝苹果汁还是牛奶。

7. 故意犯错 可以假装不知道怎样做一件事情,或者无意中犯一个错误,以鼓励孩子与父母之间进行沟通。例如父母假装无意中穿上孩子的鞋子,等待孩子的反应,再通过询问,让孩子告诉父母哪里做错了或者应该怎样做。

8. 出乎意料 父母可以在日常生活中作出一些超出常规或意料之外的事情,比如给孩子洗澡时,故意不脱孩子的袜子就让其踏进澡盆里。或者在念故事书的时候,故意把书拿倒。这将使孩子非常有兴趣来跟父母一起去经历和分享"新奇"的东西。

其实,想让孩子多说话并不难,只要父母们稍微用点心思,多给孩子一些沟通和交流的机会,孩子自然会变得越来越爱说话的!

（三）孤独症儿童语言训练的原则

1."循序渐进，由易到难"原则　儿童语言发展有一定的顺序和方向。语言训练要按语言发展规律去做。

（1）儿童获得词的顺序：首先是名词，其次是动词，接着是形容词。

（2）学习语言的顺序：单音模仿→双音模仿→单词模仿→短语模仿→句子模仿。

（3）学习句子也要由易到难。从一个词语到两个词语再到句子，最后过渡到4、5个词语的句子、再慢慢说更长的句子。

例如：苹果→吃苹果→弟弟吃苹果→弟弟吃大苹果→弟弟吃大的红色苹果。

2."多示范，多重复，少纠正"原则

（1）多示范，能使孩子有样可依，记得住，学得来，说得出，有信心。注意做示范的时候速度要适当放慢，多重复几次。

（2）多重复，才能让孩子记得住所学的内容，不管是发音训练还是语言训练都必须重复一定量，才可能完成量变到质变的飞跃。

（3）少纠正，可减少孩子的挫折感。如果孩子说错了，要毫不气馁地接着做示范，并期待孩子来模仿，鼓励及时跟上，这比总是说"不对""错了"的效果要好。

三、孤独症儿童问题行为家庭干预

孤独症儿童常见的问题行为有：发脾气、重复刻板、自我伤害和攻击他人和注意力分散等。

（一）发脾气行为

发脾气行为是儿童期很容易出现的一类问题,尤其是孤独症儿童大多数可能伴有语言表达障碍,他们内心的需求往往因为表达不完全被忽视或者误解,当这类儿童的需求无法被满足或忽视时,他们会通过发脾气来抗议。一旦孩子通过发脾气的方式使自己的需求得到了满足,那么他的发脾气行为就会得到强化,所以在一定程度上也可以说儿童发脾气的行为是父母娇纵出来的。孤独症儿童总是用发脾气方式引起他人的注意的话,就难以掌握正常的人际沟通技巧,会使孤独症儿童的社交沟通障碍持续存在甚至加重。如果孩子出现发脾气行为,建议父母这样处理:

1. 告诉孩子什么时候可以满足其要求 对于一些认知理解能力相对较好的孩子,可以先分析其要求的合理性,然后根据具体情况设置行为的界限。比如说孩子一天可以吃一些零食或者玩一会儿手机,此时父母可以提前告诉他在什么时间可以吃多少,可以玩多少时间,但在什么时间是绝对不可以的。树立行为规则、清楚告诉他们而且认真执行下去,这非常有利于孩子养成良好的自我控制能力。

2. 停止对发脾气行为进行强化 在保证孩子身体和环境安全的情况下,任凭他们如何哭闹,父母都要忽视他们发脾气行为,不再对他们的"无理"要求进行满足,让孩子逐渐理解到哭闹不能成为解决满足需求的方法。

3. 及时提出恰当的行为要求并进行引导 部分孤独症儿童因为不会表达需求而发脾气,父母应该要求或引导孩子使用肢体语言表达。比如用手去指想要的玩具或食物,在孩子正确使用肢体语言后,再满足孩子的要求。

（二）重复刻板行为

重复刻板行为是孤独症儿童的核心症状之一，目前常常被关注而且被研究的重复刻板行为有：身体旋转、重复的手部动作、弹手指、重复性姿势等，当然还有一些自我伤害的行为，如反复撞头，拍自己脸也有可能是重复刻板行为。如果孩子有重复刻板行为，建议这样处理：

1. 安排合适孩子的家庭活动或游戏　对孤独症儿童来说，独自一人玩、没有父母或其他家庭成员的有效陪伴，很容易让他们陷入无聊的状态，然后容易出现刻板行为。所以说，有效的陪伴和家庭娱乐可以减少刻板行为的发生。

2. 采取有效措施停止儿童刻板行为　给予孩子一项感兴趣的活动或物品转移其注意力，可以减少他的刻板行为。而当孩子出现会伤害身体的刻板行为时，采取身体限制是一种比较有效的方法。

3. 有效的方式引导孩子参加活动　孤独症儿童常常不知道如何玩玩具和参与游戏，父母可以学习并尝试使用一些方法来引导儿童参与活动。比如，呼喊名字，让他注视你，或者用手将儿童的视线和注意力引导到自己身上，然后再开始活动。缓慢、清晰地发出指令，引起孩子关注，这是这一过程中最常见的方法。

（三）自我伤害和攻击他人行为

自我伤害和攻击行为在孤独症儿童中也常常出现，这也是他们的一种表达方式，同时也是吸引他人关注的手段，常见的自我伤害有撞头、拍脸、拔头发等。当孩子出现自我伤害和攻击行为时，建议这样处理：

1. 直接制止　一般来说，采取身体限制的方法，比如抓住孩子的手、按住他们的身体等，都可以控制儿童并保护他们不继续伤害自己或他人的身体。

2. 让孩子有事可做　对于孤独症儿童来说,父母需要尽可能合理安排他们的每日活动,善于发现孩子感兴趣的事物,教儿童玩一些玩具或游戏,从而尽可能减少自我刺激的伤害身体行为。

3. 切断有自我伤害行为带来的身体刺激或者愉悦感　如果孩子喜欢通过打头或者用头撞墙获得头部刺激,那么父母可以给他戴上头盔,这样既可以保护孩子安全,也可以隔绝这种行为所带来的刺激,从而减少这种行为原来具有的自动强化效果。当然,这种方法也可以用于制止吸吮手指、咬手指或咬手腕等类似的行为,比如,可以试着在孩子经常咬的地方涂抹苦、辣味道的食物,让孩子从这种行为中产生厌恶感,从而中断不良刺激行为的强化。

（四）注意力分散行为

注意力分散行为是因为孤独症儿童缺乏对外部环境恰当的反应,容易沉浸在自己世界中而导致的。他们在一件事刚开始时会尝试去完成,但注意力往往只能集中很短的时间,同时外部环境刺激过多,也会引起他们注意力分散的发生或加重。当孩子出现注意力分散行为时,建议这样处理:

1. 消除外部环境中的不良刺激或减少这些刺激的负面影响　在孤独症儿童完成一项指令或任务时,尽可能减少或撤除无关刺激。比如在教孩子玩新玩具时,将孩子往常喜欢的玩具移除;在孩子做作业时,父母也不玩手机和看电视。对于认知能力较好的孤独症儿童,父母尽量避免当面宣泄不良情绪,这样会使他们产生焦虑情绪,从而胡思乱想导致注意力不集中。

2. 调整同一形式活动的持续时间　长时间的同一个活动会导致孩子神经兴奋水平下降。孤独症儿童神经兴奋持续时间更短,同时也更容易疲劳。因此,在孩子注意力分散之前,让其短暂休息或者变换其他活动,是有助于儿童更好集中注意力的一种方法。

3. 活动或任务的持续时间与儿童注意力集中的时间相适应 按照维果斯基"最近发展区"的观点,活动持续时间建议比孩子注意力集中的时间稍长一点。比如,孩子的注意力只能集中 8 分钟,那么可以让他完成一个需要 10 分钟的任务,慢慢根据孩子的情况逐步延长时间。

第四章

不胖也不瘦，营养又健康
——儿童营养失衡家庭的养育照护

　　有人一辈子都困在"胖"与"瘦"的纠结里。但对孩子的态度，父母们曾经出奇的一致："大胖小子""胖得可爱"似乎成了很多人"养"孩子的目标。你知道吗？在崇尚健康的年代，拥有"好身体"的前提一定是合理、均衡的营养。

第一节 父母需要了解的营养知识

经常有人问：同样是吃饭，为什么有的人胖，有的人瘦，有的人体质好，而有的人却体质不好呢？ 其实，这种现象与食物中的"营养素"有关。

一、了不起的营养素

人之所以身体好，是因为体内有充足的营养素。营养素也就是我们常说的"营养"，它们来自我们每天所吃的食物。我们通过吃饭，吃进了各类营养素，这些营养素在体内发挥作用，让各项生理功能得以正常运行，从而帮助我们维持健康，实现身体好的目标。

（一）营养素的分类

1. 按照营养素化学成分不同，分为水、碳水化合物、脂类、蛋白质、矿物质、维生素六大类，人们常说的"膳食纤维"属于碳水化合物。

2. 按照人体所需数量的多少，分为宏量营养素（碳水化合物、脂类、蛋白质）和微量营养素（矿物质、维生素）。

3. 按照是否需要通过进食来满足身体需求的营养素，分为非必需营养素和必需营养素。其中，成人每天至少需要 42 种必需营养素，分别是水、1 种能产生能量的碳水化合物（或糖类）、1 种不产生能量的碳水化合物——膳食纤维、2 种必需脂肪酸（脂类的分解物)、8 种必需氨基酸(蛋白质的分解物)、15 种矿物质、14 种维生素。儿童每天需要的必需营养素至少为 43 种,比成人多一种——组氨酸。

(二) 营养素的食物来源

儿童所需的 43 种必需营养素中,有的来源很丰富如:水、糖类、脂类,很多食物中都含有,很容易在日常饮食中获得充足的数量。而有些营养素必须要智慧选择与合理搭配才能被满足。如提供所有必需氨基酸的优质蛋白质、膳食纤维、钙、铁、锌、维生素 A、维生素 B_1、维生素 B_2、维生素 C、维生素 D,含有这 10 种必需营养素的食物少,且在食物中的含量也较少。现将食物来源较少的 10 种必需营养素食物来源介绍给你:

1. 富含优质蛋白质的食物　肉(红肉或白肉)类、蛋类、奶类、大豆等食物。

2. 富含膳食纤维的食物　粗粮杂粮、薯类、豆类、蔬菜、水果等食物。

3. 富含钙、铁、锌、维生素 A、维生素 B_1、维生素 B_2、维生素 C、维生素 D 的食物　奶类、肉类、粗粮杂粮、薯类、大豆、蔬菜、水果等食物。

专家提醒

尽管 0～6 岁孩子同样需要吃含有膳食纤维的食物,但因为富含膳食纤维的食物会影响孩子的消化吸收和能量摄入,且该阶段孩子较少出现便秘风险,故不建议给 0～6 岁孩子吃太多富含膳食纤维的食物,如粗粮杂粮等,一般孩子主食中的粗粮杂粮不要超过 30%。

二、学会"慧选食物"让孩子更健康

作为父母，学会"慧选食物"和让孩子"好好吃饭"，是保证孩子获得充足营养素，促进生长发育、拥有好身体的前提。如果没有为孩子选对食物，吃再多都是"白搭"，还可能吃出疾病。当然，如果食物选对了，但孩子不好好吃饭，父母也是"瞎忙活"。

热搜关键词

慧选食物：就是智慧地为孩子选择食物，并对食物进行合理烹调、合理安排孩子进食，并让孩子"好好吃饭"，以实现"身体好"的目标。

（一）"吃对"——选择有营养的食物
常见食物分类

（1）以食品安全级别为分类标准：食品安全级别从高到低依次为：有机食品、绿色食品、无公害食品、普通食品。食品安全级别越高，食品的质量越高，对其产地环境和生产过程中化学物质的使用要求越高。以最高级别的有机食品为例，只有保证食品的产地环境和生产过程中不使用任何化学物质，才能获得"有机食品"的认证。

（2）以国际贸易视角为分类标准：以食品国际贸易中的食品流向从国内到国外分为进口食品、国产食品、出口食品三个类别。该分类标准涉及个体口味喜好，与食品营养和食品安全关系不大。

（3）以食品的服务人群为分类标准：以食品服务的不同人群为分类标准，服务于普通人群的食品为普通食品，服务于婴幼儿等有特殊需要的特殊人群的食品为特殊食品。特殊食品又细分为保健食品、特殊医学用途配方食品、婴幼儿配方食品等三类食品。该分类主要针对特殊需求人群。

（4）以中国人的饮食习惯为分类标准：食物可以分为主食（如大米、面粉、杂粮、薯类等）、荤菜（如红肉、白肉、蛋类、加工制品等）、素菜（如蔬菜、菌藻类、大豆及制品等）、零食（如水果、奶类、饮料、糖果、膨化油炸焙烤类等）。

（二）"吃好"——选择合理数量的食物

不同食物含有不同营养素，所以吃的食物种类越多，获得的营养素种类可能就越多，健康获益也就越大。根据《中国居民膳食指南（2022）》对 0 ～ 6 岁儿童的每天食物种类（12 种不同食物）及摄入量进行如下推荐：

1. 食物种类推荐

（1）主食 2 ～ 3 种，如：米饭、面食和薯类；荤菜 3 ～ 4 种，如猪肉、牛肉、鱼肉、蛋类；素菜 5 ～ 7 种如：豆制品，苋麦菜、白菜薹、西蓝花、番茄、蘑菇、海带；零食 2 ～ 3 种如：奶类、水果、坚果类。

（2）主食除了精细米面外，还要吃一些粗粮、杂粮、杂豆、薯类，但粗粮摄入量不超过主食的 30%。如燕麦、玉米、黍米、红豆、绿豆、红薯、紫薯等。

（3）荤菜包括红肉、白肉、蛋类和加工制品。红肉指猪肉、牛肉、羊肉等瘦肉，颜色呈红色的肉；白肉指鸡肉、鸭肉、鹅肉、鱼肉、虾肉等瘦肉，颜色呈白色的肉。蛋类指鸡蛋、鸭蛋、鹅蛋、鹌鹑蛋等。加工制品指火腿肠、肉肠、火腿、熏肉、腊肉、罐头等。一般建议少吃或不吃加工制品。

（4）素菜包括蔬菜类、豆制品、菌藻类。蔬菜类素菜可选择根茎类蔬菜、瓜茄葱蒜类蔬菜、花叶类蔬菜、种子果实类蔬菜等。

1）根茎类蔬菜包括：白萝卜、胡萝卜、芥菜头、榨菜头、土豆、红薯、山药、白薯、芋头、藕等。

2）瓜茄葱蒜类包括：冬瓜、南瓜、丝瓜、黄瓜、西葫芦、苦瓜、茄子、西红柿、甜椒、辣椒、大葱、大蒜、洋葱、韭菜、韭黄、蒜薹、蒜苗等。

3）花叶类包括：白菜、油菜、白菜薹、红菜薹、莜麦菜、空心菜、圆白菜、紫甘蓝、花菜、西蓝花、芹菜、菠菜、芥蓝、菜心、苋菜、萝卜菜、生菜、莴笋叶、莴苣、香菜、茭白、木耳菜。

4）种子果实类包括：绿豆、红豆、豌豆、蚕豆、豇豆、菜豆、扁豆等。

（5）零食包括奶类、水果、坚果及其他类，其他类指除奶类、水果、坚果以外的零食，多指不健康零食，如薯片、辣条、糖果、果脯、饼干、蛋糕、含糖饮料等，建议不吃或少吃此类零食。

2. 食物量推荐　参考《中国居民膳食指南（2022）》，0～6岁儿童每天各类食物建议摄入量，见表4-1。

表4-1　0～6岁儿童每天食物摄入量建议

食物类别	0～6月龄	7～12月龄	13～24月龄	2～3岁	4～6岁
奶类/毫升	纯母乳喂养或配方乳	500～700	400～600	350～500	350～500
主食/克		20～75（生重）	50～100（生重）	70～125（生重）薯类 适量	100～150（生重）
荤菜/克		40～125	75～125	100～125	100～125
素菜/克		25～100	50～150	100～200	150～300
水果/克		25～100	50～150	100～200	150～250
坚果/克		—	—	10	10
饮水/毫升		—	—	600～700	700～800

（三）"巧吃"——选择合适的吃法

1. 巧制订饮食计划　0～6岁儿童每天至少需要43种必需营养素。为了获取这些营养素，他们每天至少要吃到12种以上食物，尤其是肉、蛋、奶、豆、蔬、果等食物，且吃的种类越多越营养。为了确保孩子的营养与健康，我们需要对孩子的饮食做好计划，这种饮食计划就是"带量食谱的编制"。

2. 巧烹调营养膳食　适合0～6岁儿童的烹调方法有：

（1）推荐快炒、蒸、煮。

（2）避免焙烤、油炸、烧烤类，因为高温易破坏营养素，还可能产生有害物质。

（3）避免长时间/过度烹调，因为反复炖煮易破坏营养素。

（4）尽量少油、少糖、少盐、少调味料。

（5）不建议给0～6岁孩子吃凉拌菜和腌菜，以免孩子受到致病微生物和亚硝酸盐的危害。

3. 巧餐次的少食多餐　0～6岁儿童因为胃容量较小，消化系统功能尚未发育完善，消化能力弱，肝糖原储备少，所以比较适合少食多餐，一般建议一天吃三次正餐和三次点心或加餐，即早餐、午餐、晚餐三正餐，上午、下午或晚上各一次的点心或加餐：两正餐之前间隔3.5～4小时，加餐与正餐间隔1.5～2小时。

第二节 让可爱的"小胖墩"健康起来

——营养过剩儿童的家庭养育照护

在过去，很多父母认为孩子长得胖乎乎的更招人爱，于是"小胖墩"们也渐渐多了起来。近年来，越来越多的年轻人患上了高血压、糖尿病、高血脂和痛风等疾病，人们这才发现原来这部分病人小时候大多曾是"小胖墩"。可见，"小胖墩"们可爱的外表后面，隐藏的是未来健康风险。

一、认识"营养过剩"

> 3岁的皮皮（化名）从小就食量惊人。眼看着他越来越胖，周围开始有人叫他"小胖墩"，奶奶不高兴地纠正："咱家皮皮哪里是胖，明明是壮！"并继续每天大鱼大肉往桌上端。妈妈带皮皮到医院做体检，医生提醒：不能让孩子再这样吃了，现在已经"营养过剩"了。

一般情况下，我们吃进去的营养会转化成维持身体健康所需要的能量。由于我们平时身体活动多，这些能量会被逐渐消耗掉，即身体所产生能量与消耗能量基本保持在一种平衡状态。一旦身体活动少或者进入身体的能量过多，都可能导致身体产生的能量无法被全部消耗。于是多余的能量便在体内储存起来，久而久之就会使人的体重增加、皮下脂肪变厚，如果是小孩子，其外形看起来就会让人有"小胖墩"的感觉，其实就是营养过剩。

（一）营养过剩的判断

目前判断儿童是否存在营养过剩，主要依据 WS/T 423—2022《7 岁以下儿童生长标准》，详见表 4-2。

表 4-2　0～6 岁儿童营养过剩（超重和肥胖）的判断标准

指标	示例	超重	肥胖	重度肥胖
身高（或身长）别体重	1.2 米高的男孩	> 24.8	> 27.6	> 31.3
年龄别 BMI	5 岁 9 个月的男孩	> 16.9	> 18.9	> 21.7
体脂率 /%	5 岁 3 个月的男孩	> 21		

注：参照 WS/T 423—2022《7 岁以下儿童生长标准》。

热搜关键词

身高（或身长）别体重：指一定的身高（或身长）的人相应的体重增长范围。

BMI：也叫体重指数，是判断体型的基本指标，由体重（千克）除以身高（米）的平方。例：5 岁男孩体重 21 千克，身高 1.16 米，其 BMI 为 15.6 千克/米^2。对于儿童而言，BMI 又具有年龄与性别特征，因此通常称为年龄别 BMI。

体脂率（%）：指身体内脂肪含量占体重的比率，一般采用人体成分分析仪进行测量。

（二）营养过剩的原因

营养过剩指身体的能量过剩，其主要原因就是"吃得多"和"动得少"。

1. 吃得多 是指吃了较多富含产能营养素的食物。以下四种情况孩子会吃得多：

（1）所吃食物数量比较多，超过《中国居民膳食指南（2022）》推荐量。

（2）吃了较多的油炸食品、荤菜、饮料、蛋糕、饼干、糖果类零食。

（3）孩子食欲好，喜欢吃油炸食品、荤菜、饮料、蛋糕、饼干和糖果类零食。

（4）其他：身体活动量大消耗大、基因原因及就餐环境好都可能导致吃得多。

2. 动得少 是指身体活动量少，如果一天内的中高强度身体活动时间不足 1 小时，被认为活动量少，此时孩子的能量消耗就会减少，身体所产生的能量就会多于身体消耗的能量。

二、家庭养育照护要点

（一）让孩子吃好吃对

如果孩子被诊断超重或肥胖，父母首先要注意控制孩子的饮食摄入量，让孩子不仅吃好，更要吃对！

1. 总量控制 在保证孩子所需的食物种类和基本数量基础上，控制饮食摄入总量。

（1）引导超重肥胖的孩子控制盛饭量。5 岁左右超重肥胖的孩子建议午餐或晚餐,控制一碗饭菜总重量200克左右,其中米饭约80克,荤菜40克,素菜80克。如果能够使用定量餐具则更好。如果吃完后,感觉没吃饱也不再给添加饭菜。

（2）培养孩子细嚼慢咽习惯,减缓孩子的吃饭速度,一般20分钟吃一碗饭。

（3）超重肥胖的孩子需要控制奶类、水果、坚果类零食的摄入量,尽量不超出膳食指南建议数量,尽量减少吃零食的时间、机会和习惯,能不吃就不吃。

2. 食物种类选择　相同重量和份数的食物产生的能量差异也很大。在控制饮食摄入总量的基础上,尽量少吃或不吃油炸食品、荤菜、饮料、蛋糕、饼干、糖果类零食,而是多吃蔬菜、水果和纯瘦肉类食物,能量摄入量的控制效果会更好。

3. 就餐策略　如定时、定量、在家就餐及调整就餐次序等。

（1）定时就餐。每天就餐时间较为固定,减少吃零食的时间与次数。

（2）定量就餐。采用较为固定的餐具,最好是定量餐具就餐,有利于控制进餐量。

（3）不外出就餐和降低饭菜口味。有超重肥胖孩子的家庭不建议经常外出就餐,在家就餐时建议采用最普通的烹调方法,可适当降低食物口味口感。

（4）购买食物时购买小份量食物,尽量不购买大份量食物,以免因为担心浪费而食用大量食物。

（5）营养过剩孩子就餐时建议先喝汤,再定量进餐,能够较好控制进餐量。

专家提醒

常见饮食误区，要注意避免！

1. 采用少吃一餐饭控制进餐量　太饿了可能导致下一餐暴饮暴食，还可能出现低血糖风险。

2. 采用代餐来控制进餐量　代餐的营养价值有限，可能影响孩子的生长发育和健康发展。

3. 采用只吃蔬菜、水果的方式来控制饮食　只吃蔬菜和水果可能导致孩子一方面能量过剩，一方面又可能蛋白质营养不良。

4. 吃汤泡饭控制饮食量　长期吃汤泡饭可能导致蛋白质营养不良和维生素、矿物质营养不良。

5. 采用食物奖励方法控制饮食　将奖励与进餐关联后会影响孩子未来对食物的看法和态度。

（二）让孩子动起来

身体活动主要分为中高强度身体活动、低强度身体活动、静态行为和睡眠四类。中高强度身体活动是指：运动时呼吸急促，能够说话，但不能唱歌的状态，如跑步、骑车、跳舞、拖地等；低强度身体活动指运动时呼吸没有改变，如慢步、散步、折叠衣物等；静态行为指坐姿状态下的行为，如看书、看电视、看手机等。身体活动强度越高，活动时间越长，活动量越大，消耗的能量就越大。中高强度身体活动对超重或肥胖的孩子帮助会很大。

1. 增加户外活动时间　在户外进行身体活动的健康收益较多，一能保证身体活动强度；二能呼吸新鲜空气；三能接受光照，益于产生维生素 D，促进钙吸收利用；四能预防近视，益于眼睛休息；

五能愉悦心情,调整情绪心态。

（1）建议 0～6 岁儿童每天不少于 2 小时的户外身体活动时间。

（2）丰富户外活动形式,多进行户外亲子活动,有利于活动长期进行。

（3）父母以身作则,培养孩子体育锻炼习惯。

（4）户外身体活动强度相对较大,注意根据冷热随时给孩子增减衣物和更换汗巾,以防感冒。

2. 增加生活中的身体活动时间　培养孩子良好生活方式,生活与运动相结合。

（1）培养孩子热爱劳动,享受做家务和自我服务的成就感。

（2）培养孩子多走路,少乘车,多走楼梯,少用电梯的意识与习惯。

3. 减少使用电子产品时间　将电子产品使用时间转变为身体活动时间。

（1）父母尽量少在孩子面前看手机、看电视,引导孩子少用电子产品。

（2）制定规则,给孩子规定电子产品使用时间,以减少电子屏幕使用时间。

第三节　让孩子"爱上吃饭"
——营养不良儿童的家庭养育照护

与"小胖墩"们不同的是，还有一些孩子身体虚弱，瘦瘦小小的。除了体重低、消瘦外，这些孩子还会出现生长发育迟缓、贫血、口腔溃疡、骨骼变形等，孩子们的健康受到严重危害，这便是儿童营养不良。

一、认识营养不良

琪琪（化名）出生的时候身高体重都在正常范围，1岁以后，体格生长减速，1岁半的时候出现较长时间的腹泻，此后3个月体重和身长基本没有增长。现在孩子的食欲较差，并有较严重的偏食。于是，妈妈带琪琪到儿保科营养门诊就诊，被诊断为"营养不良"。

相较于营养过剩而言，营养不良则更为复杂。不仅指能量摄入不足导致的疾病，还包括多种营养素摄入不足引发的异常表现：如能量摄入不足导致的体重低、消瘦、生长迟缓；铁元素摄入不足导致的贫血；维生素摄入不足导致的口腔溃疡以及钙元素摄入不足导致的骨骼变形等。

（一）营养不良的判断

营养不良因其状况复杂而判断多样，常说的低体重、消瘦、生长迟缓等仅为判断能量和蛋白质摄入不足导致的营养不良（见表 4-3）。

表 4-3　0~6 岁儿童能量 / 蛋白质营养水平的判断标准

指标	低体重	重度低体重	生长迟缓	重度生长迟缓	消瘦	重度消瘦
年龄别体重 / 千克	< 16.4	< 14.6	< 31.3			
年龄别身高或身长 / 米			< 1.08	< 1.04		
年龄别 BMI[a]					< 13.1	< 12.2
身高或身长别体重[b] / 千克					< 18.9	< 17.5

注：1. [a] 以年龄为 5 岁 9 个月的男孩为例；[b] 以身高为 1.2 米的男孩为例。
　　2. 参照 WS/T 423—2022《7 岁以下儿童生长标准》。

热搜关键词

低体重：宝宝的体重低于同年龄同性别儿童达到一定的程度（2 个标准差即 15% 以上）。

生长迟缓：身长（身高）低于同年龄同性别的儿童达到一定的程度（2 个标准差以下或小于身高中位数 30% 以上）。

消瘦：体重低于同性别同身长（身高）的儿童达到一定程度（2 个标准差即 15% 以上）。

（二）营养不良的原因

营养不良的原因主要为三个方面：一是吃得少，使身体所获得的能量和营养素少；二是基因问题造成的消化功能较强，却吸收能力较弱，使身体所获得的能量和营养素少；三是多种原因导致的消耗过高，使身体无法留下较多能量和营养素。以下是常见的营养素不足引起的生长发育问题：

1. 能量不足　最常见的营养不良是摄入的能量少于体内消耗的能量，具体表现为低体重、消瘦和生长迟缓。

2. 蛋白质不足　当蛋白质摄入不足，尤其是优质蛋白质摄入不足，也会出现低体重、消瘦和生长迟缓症状；除此之外，还会表现出免疫力低下、容易生病，严重者还会出现水肿。曾经报道过的"大头娃娃"就是因为吃了缺少蛋白质的劣质奶粉而导致的头部水肿。

3. 钙与维生素 D 不足　钙和维生素 D 共同参与钙的吸收和利用。无论是钙，还是维生素 D，任意一种营养素缺乏都会导致生长发育迟缓、骨软化、骨骼变形，严重者出现佝偻。

4. 铁不足　铁摄入不足导致缺铁性贫血，表现为容易头晕、心悸、注意力不集中和生长迟缓等症状。

5. 维生素 A 缺乏　维生素 A 不仅参与视觉形成，还参与细胞膜的结构和功能，因此缺乏时，一方面表现为皮肤干燥、毛囊角化、干眼症和夜盲症——暗适应力减退；另一方面还可导致上皮细胞结构异常，使幼儿的恒牙萌出迟缓，牙列不齐。

6. B 族维生素缺乏　B 族维生素缺乏易导致口角炎、口腔溃疡等疾病。

7. 维生素 C 缺乏　体内维生素 C 缺乏时，常表现为牙龈肿痛、易出血。

专家提醒

孩子食物的能量摄入是否足够？体内的蛋白质、矿物质、维生素等营养素是否缺乏？需要由医生作出科学、专业的判断。

二、家庭养育照护要点

（一）让孩子爱上吃饭

吃得少是大部分消瘦和生长发育迟缓孩子的共同特征，让吃得少的孩子爱上吃饭是重要且有效的解决方案。

1. **保证餐桌上有富含优质蛋白质和能量的食物** 包括：红肉、白肉、蛋类、奶类、大豆及制品、富含碳水化合物和油脂的食物。总之日常饮食就是多吃主食、荤菜，多喝奶。

2. **采用多种烹调方式，增加饭菜的色香味和花样** 如：主食做成卡通动物形象，促进儿童食欲。对于消瘦和生长迟缓的孩子可以适当采用油炸等烹调方法。

3. **让孩子参与食物准备和制作** 提高进餐兴趣。

4. **父母以身作则** 不挑食、不偏食。

5. 引导和鼓励消瘦和生长发育迟缓的孩子加强身体活动，以增强食欲，加大饭量。

专家提醒

1. 如果是遗传性的消瘦体质（家族成员多为偏瘦体型），可以通过鼓励孩子多吃而改善营养不良状况。

2. 如果因消耗过大而致消瘦，需要针对原因进行改善：疾病导致的消瘦——经医生诊断并确定病因，再对症治疗；生理原因导致的消瘦——限制孩子的活动时间和强度，同时引导和鼓励孩子多吃。

（二）给孩子补充微量营养素

1. **补钙**　儿童缺钙一方面是因为吃含钙的食物较少，另一方面是因为处于生长发育阶段的孩子对钙需求量大，所以补钙非常重要。富含钙的食物主要包括奶类、大豆制品及深绿色蔬菜。此外，维生素 D 能促进钙的吸收，补钙的同时要注意补充维生素 D。

专家提醒

维生素 D 最经济的补充方法是晒太阳，每天 30 分钟的日晒就能满足人体对维生素 D 的需要。父母每天带孩子进行户外活动，不仅能够保证孩子每天的身体活动量，还能获得获得充足的维生素 D。

2. **补铁**　铁的摄入与钙不同，原因在于植物来源的铁不易被人体消化吸收和利用，如菠菜里的铁很难被人体消化吸收利用，所以补铁必须食用动物来源的铁如：猪血、红肉、肝脏等食物。

3. **补维生素 A**　当体内缺乏维生素 A 时，幼儿的眼睛、皮肤、免疫力及生长发育都会受到影响，出现以下表现和症状：

（1）眼睛：缺乏维生素 A 的幼儿主要表现为干眼症和暗适应能力变弱。干眼症指眼泪分泌减少，眼睛干涩有痒感，使幼儿经常性揉眼睛,进而导致眼部感染;暗适应能力变弱指晚上突然关灯后,孩子需要较长时间才能分辨周围环境,或在暗处看不清周围物品。

(2)皮肤:缺乏维生素 A 的幼儿皮肤汗液减少,表现为干燥、粗糙和容易脱屑,皮肤光泽度受到影响,出现毛囊丘疹,俗称"鸡皮疙瘩"。

(3)免疫及生长发育:维生素 A 缺乏会导致幼儿免疫力低下,反复出现呼吸道和消化道感染,且病程较长不容易恢复。长期缺乏维生素 A,也影响孩子生长发育,出现身高体重落后现象。

富含维生素 A 的动物性食物有动物肝脏;而富含维生素 A 的蔬菜包括胡萝卜、羽衣甘蓝、红薯、豌豆尖、南瓜、辣椒、莜麦菜、菠菜、红苋菜、木耳菜、香菜、茼蒿、韭菜等。

4. 补 B 族维生素　B 族维生素种类比较多,不同种类的 B 族维生素缺乏会导致不同的症状:

(1)缺乏维生素 B_1:可出现食欲缺乏、腹胀、消化不良等症状。

(2)缺乏维生素 B_2:反复出现口腔炎、口腔溃疡,以及皮肤皮疹、皮炎等症状。

(3)缺乏维生素 B_6:容易出现恶心、呕吐、抽搐等症状。

(4)缺乏维生素 B_{12}:容易引起巨幼细胞贫血等。

富含 B 族维生素的食物猪肝、鸡肝、猪排、卤煮鸡等动物性食物,及蘑菇、豌豆尖、绿色茄子、黑米、大麦、玉米等植物性食物中富含各种 B 族维生素。

5. 补维生素 C　维生素 C 缺乏症主要见于缺乏新鲜蔬果的边远或北方的山村和牧区,但由于胎儿体内维生素 C 仅供出生后 3 个月左右的消耗,故 6 月龄至 2 岁的婴幼儿容易发生维生素 C 缺乏症,尤其是喂养不当的婴幼儿。

缺乏维生素 C 的初期症状包括倦怠、食欲减退，暴躁易激动，容易感染，受伤后伤口不易愈合及呕吐、低热和腹泻等症状；随后出现牙龈肿胀出血，皮下出血及免疫力下降等症状。

维生素 C 的主要食物来源包括：甜椒、西蓝花、莲藕、甘蓝、茼蒿、苦瓜、大白菜、油菜、菠菜、枣类、猕猴桃、橙子、柑橘、柠檬、草莓等。

第五章
让"懒"孩子爱上运动
——运动障碍儿童的家庭养育照护

　　孩子注意力不集中、懒，不想动，即使在家人的帮助下勉强"动"起来，但看起来却那么滑稽好笑，动作笨拙，手脚不协调……当心！你的孩子可能患上了运动障碍。家庭精心的养育和康复训练仍然是打开孩子健康之门的那把"钥匙"。

第一节 0~6岁儿童运动发育特点

每到孩子体检的时候,总会遇到一些愁眉苦脸的父母问医生:"孩子运动发育落后了,怎么办?"运动发育对孩子的健康成长是非常重要的,与其体格发育、大脑和神经系统发育密切联系。运动发育包括大运动发育和精细运动发育。

一、大运动发育是基础

所谓大运动,就是幅度较大的运动或者动作,这些运动或动作会涉及胳膊、腿、脚部的肌肉群或者全身肌肉。人的一生都离不开大运动。大运动发育是运动发育的基础,反映了人体神经系统对肌肉的控制能力。儿童时期的大运动发育与儿童健康成长密不可分。

(一)0~6岁儿童的大运动发育规律

民间有句顺口溜:"三翻六坐七滚八爬十二走",相信很多人都听说过。其实它指的就是宝宝的大运动发育规律。爸爸妈妈们了解不同年龄阶段儿童的大运动发育特点,并结合宝宝实际情况开展相应训练,能促进儿童身心发展。

0~6岁儿童大运动发育规律

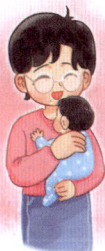

三月竖头

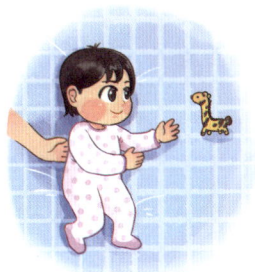

六月会翻身

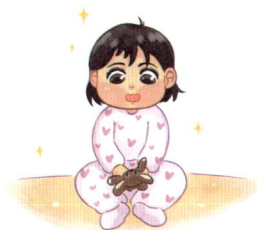

七月坐

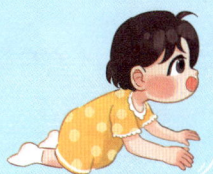

八月爬

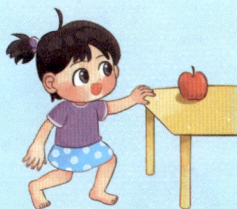

九月抓站

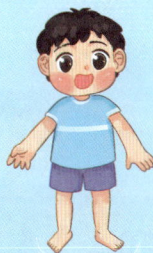

十月独站

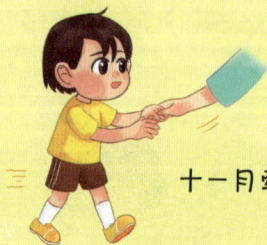

十一月牵手走

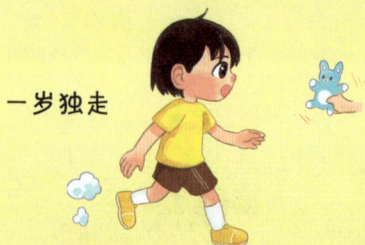

一岁独走

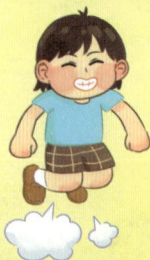

两岁双脚跳

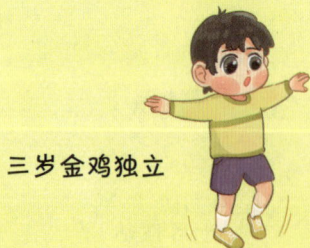

三岁金鸡独立

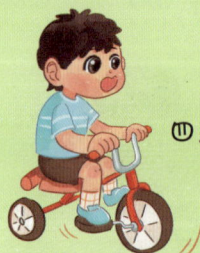

四岁踏三轮车

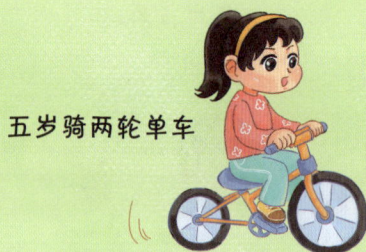

五岁骑两轮单车

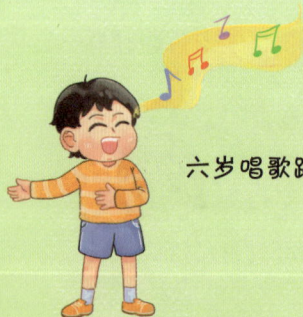

六岁唱歌跳舞

（二）促进大运动发育的方法

0～3月龄： 孩子俯卧手肘支撑或者平躺仰卧位平躺时，用彩色带响玩具在距离孩子眼睛上方 30 厘米处，逗引孩子的眼和头随玩具来回转动。

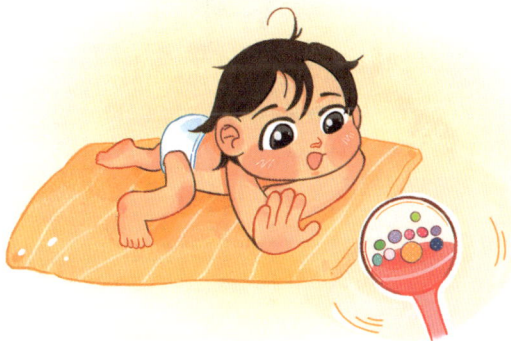

4~6月龄

（1）竖着抱孩子，从不同方向逗引或呼唤，促使其转动身体。

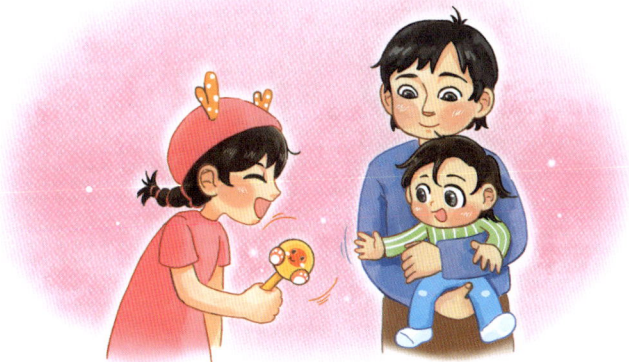

（2）将孩子放于侧卧位置，用玩具逗引其翻身到仰卧位，再由仰卧位向一侧翻身成俯卧位，开始练习时可牵拉一侧上肢或下肢给予适当辅助。

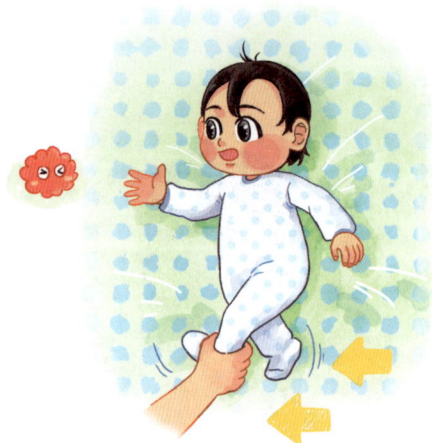

7~9月龄

（1）孩子坐位时，用喜欢的玩具（带响玩具或鲜艳的图片布娃娃等）逗引促使其向左右转身，并保持坐位的平衡。

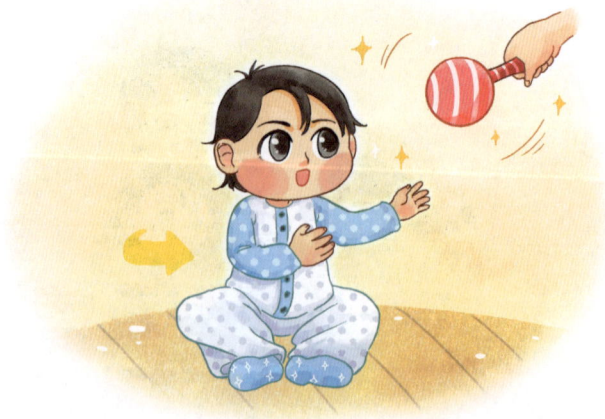

（2）将孩子置于俯卧位，当双手支撑时，逗引其向前爬行。

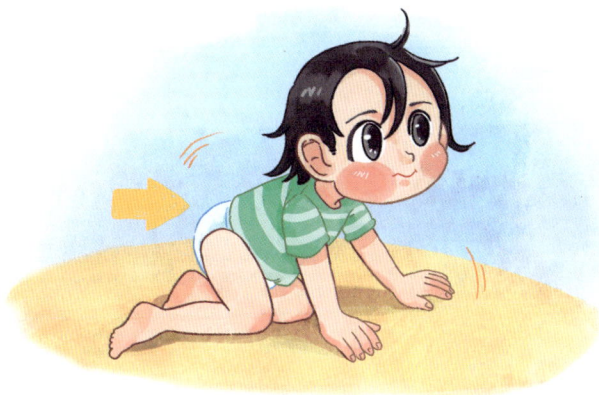

（3）扶孩子腋下，用玩具逗引孩子，逐渐减少辅助，引导孩子自己用力站立，开始坚持数秒即可。

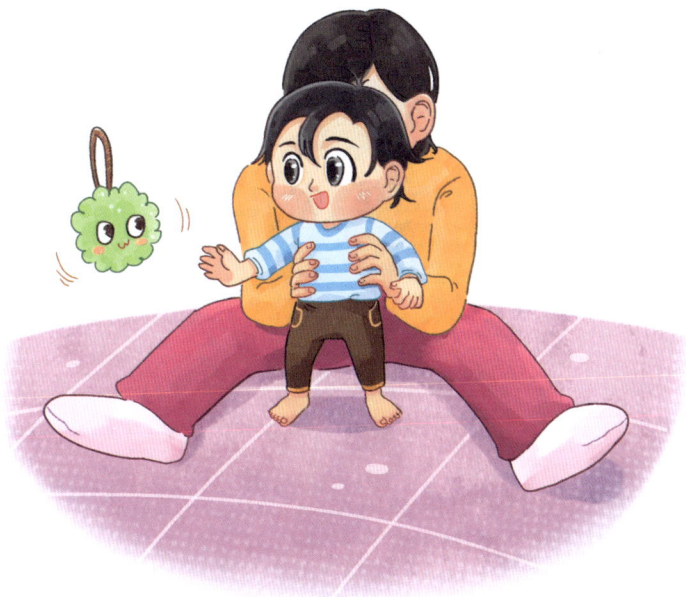

10～12 月龄

（1）将孩子直腰跪于稳定的凳子旁，由双腿转换成单腿跪，再站起来，最开始可以用手扶住凳子。

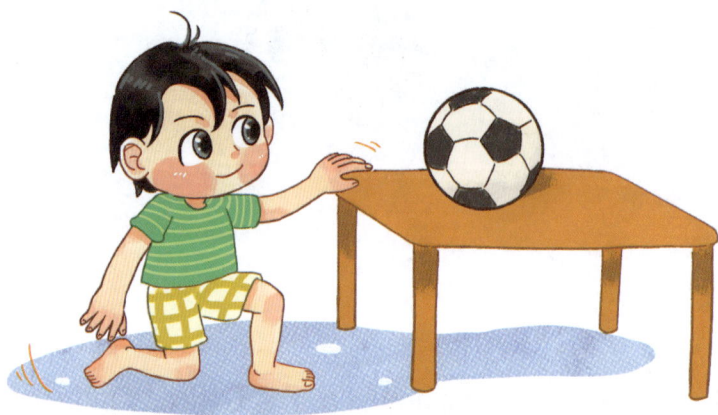

（2）将孩子放在地板上，开始扶双手站立，逐渐单手扶，最后尝试让其独自站。

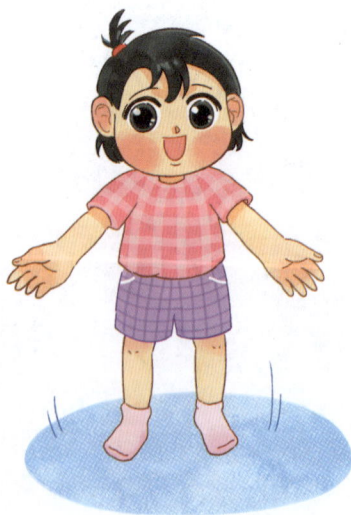

（3）孩子能独站 10 秒后,可牵一只手走,逐步过渡到独自向前迈步。

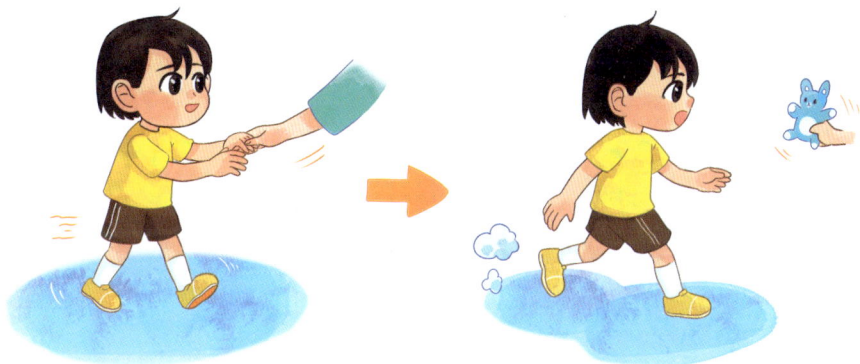

1~2岁: 当孩子独走越来越稳,逐渐引导孩子从站到坐,下蹲取物,退步走,跑步,上下楼梯,双脚跳等活动。

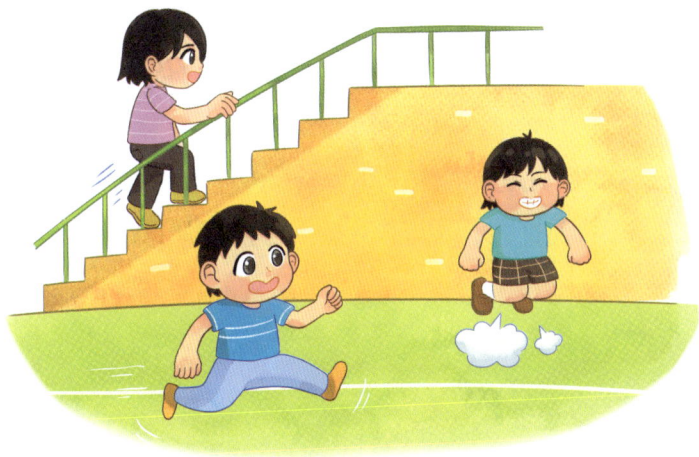

3~6岁: 可以鼓励孩子(可配合数数)单脚站更长时间,根据孩子的兴趣进行骑自行车(三轮自行车逐渐到两轮自行车)、拍球、唱歌、跳舞等活动。

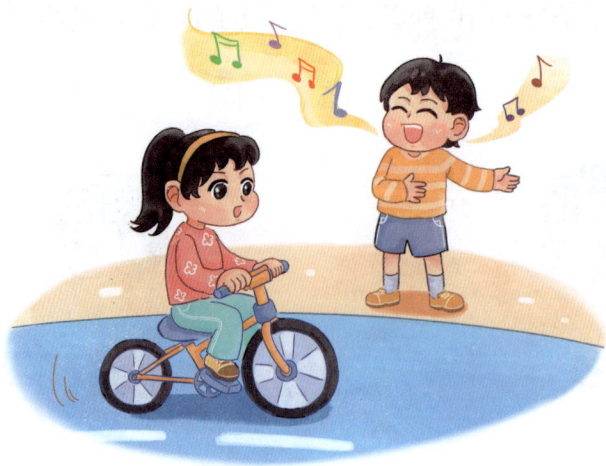

二、精细运动发育

相较于大运动发育而言，儿童精细运动发育更多是手的发育和生活自理能力的发展。那些"心灵手巧"的孩子,大多在精细运动发育方面强于其他孩子。

（一）0～6岁儿童精细运动发育规律

0～3月龄: 手打开,双手相握（手能够打开,无意识抓握）。

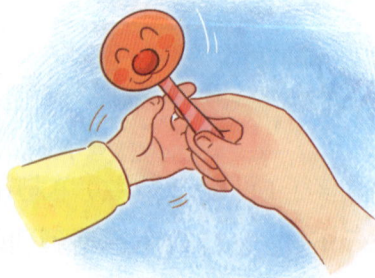

4～6月龄: 想出手,就出手来(开始出现有意识主动抓握)。

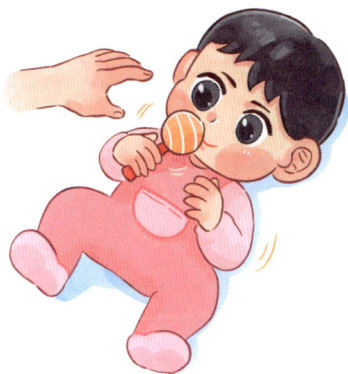

7～9月龄: 小手灵,功能多样(手掌支撑爬、手可拍打玩具、对敲)。

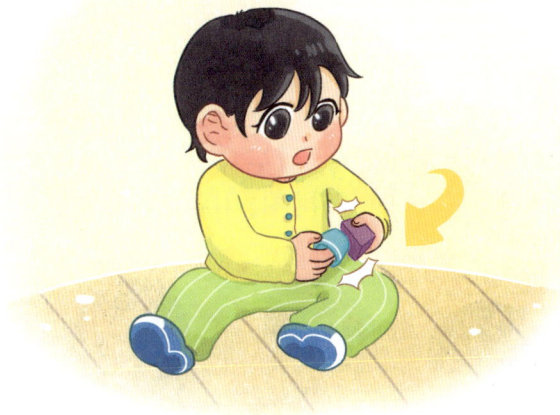

10～12月龄: 手指捏捏更灵活(1岁可拇指、食指指尖捏)。

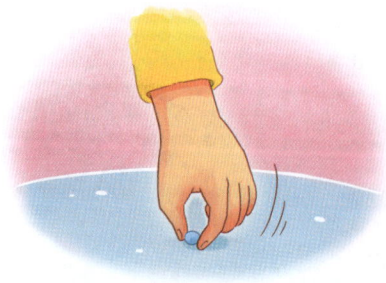

1～2岁:这个阶段的孩子是"小小探索家"(会用笔画道道,串珠子,用勺吃饭,翻书页)。

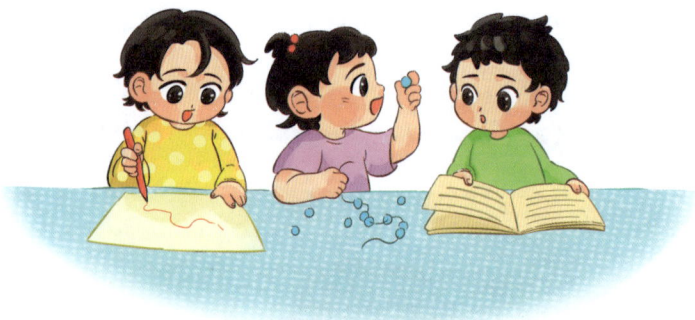

2～6岁:"我会,我能行",自己的事情自己做。(刷牙,吃饭,穿脱衣服,如厕等生活自理,拼拼图,用剪刀,握笔)

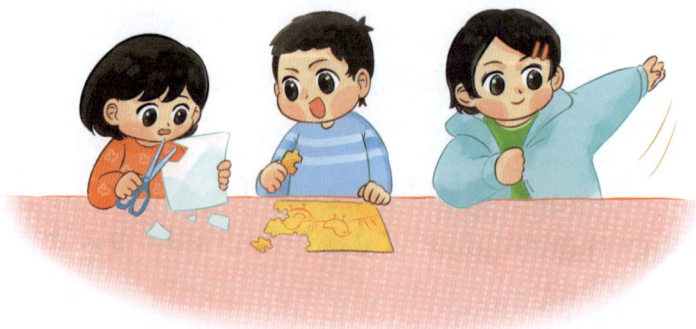

（二）促进精细运动发育的方法

0～3月龄

（1）孩子仰卧时，父母将手指或小摇铃放入其手中，握握孩子的手，带着摇晃摇铃发出响声。

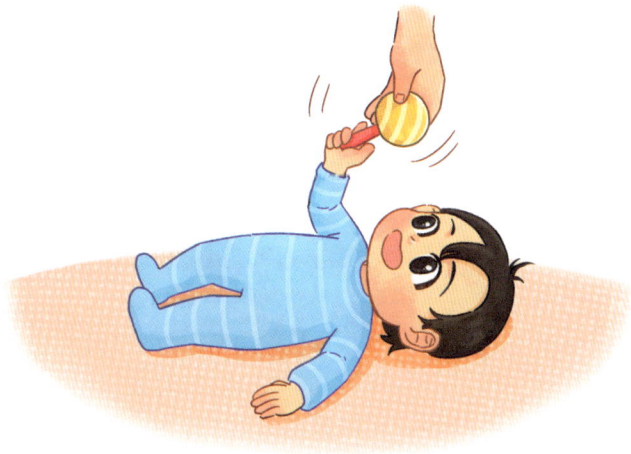

（2）孩子仰卧时，父母将孩子的双手轻轻拉至其胸前（中线位置），并让两手互相抚摸。

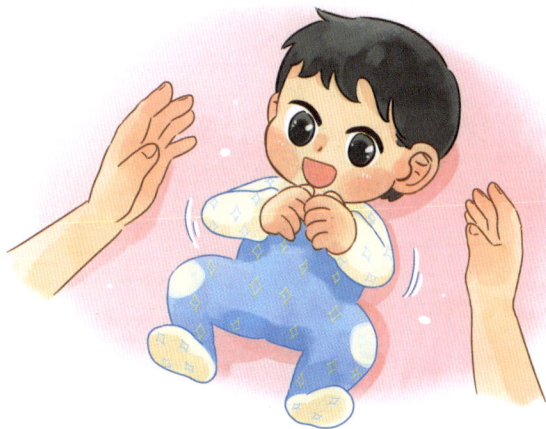

4~6月龄

（1）孩子仰卧时，父母在距离胸上方 30 厘米处用带响鲜艳玩具逗引其伸手抓握。

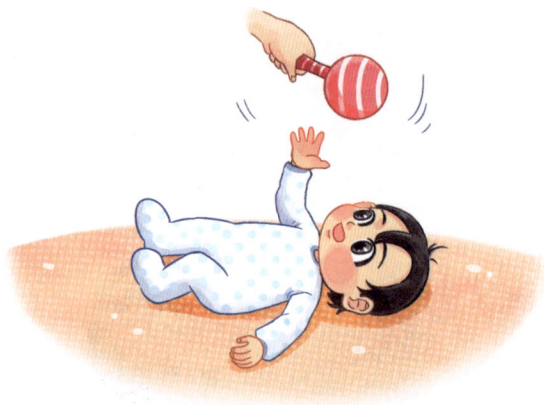

（2）父母扶着孩子坐好，让其一手拿玩具，并帮扶孩子敲击桌子或摇晃出声；也可以让孩子的另一只手抓在玩具上，尝试换手抓握；还可以让孩子的两只手各拿一个玩具，摇晃敲打。

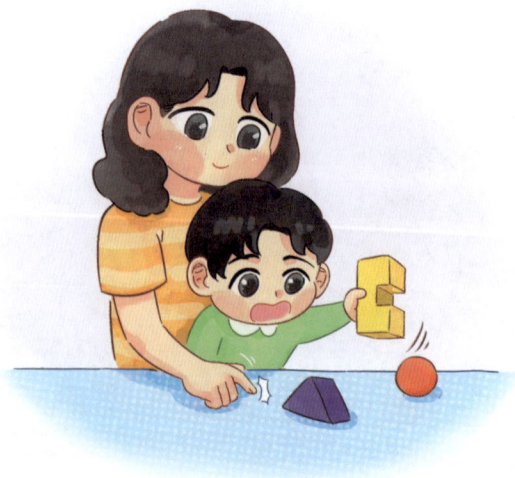

7～9月龄

（1）孩子俯卧双手支撑时，父母用玩具引导其向前伸出一只手抓握，从而使身体向前爬。

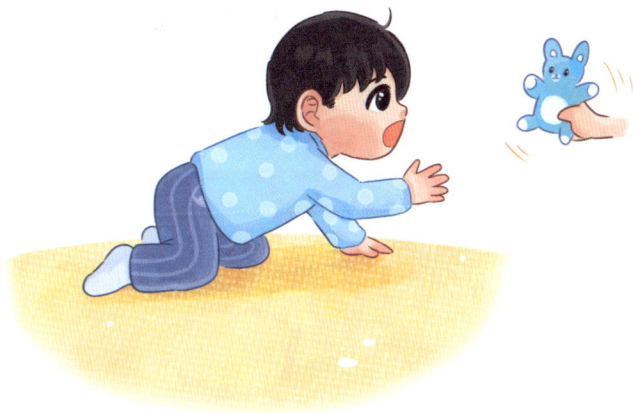

（2）孩子坐餐桌椅时，可将一两粒米饭粒放于桌上，让其用拇食指去捏，能放入口中。

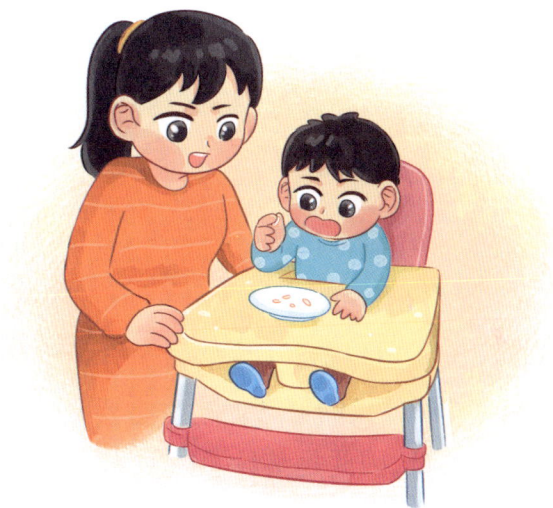

（3）尝试向孩子要手中的玩具，引导其松手并将玩具给出。

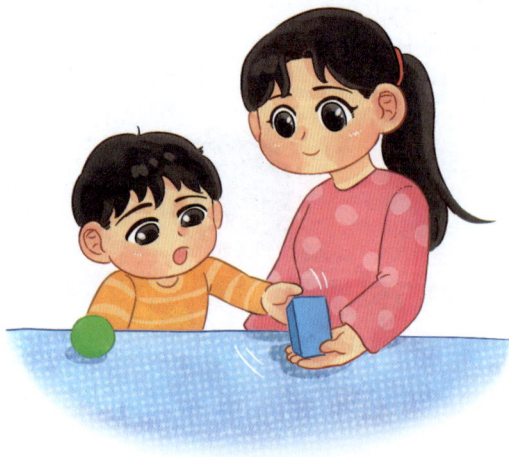

10～12月龄：父母将桌上的小糖丸放入小瓶子（瓶口2～3厘米），然后鼓励孩子照做。

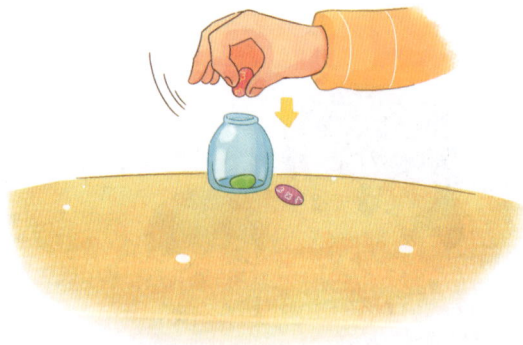

1～2岁：教孩子使用勺子。1岁的孩子开始尝试使用勺子吃饭，渐渐发展出"工具操作"的概念。这时主要是以肩膀的动作带动整个手臂活动来抓握，因此是整只手握勺子，建议让其使用粗柄且勺底较平浅的勺子。

两岁的孩子因手腕的稳定度提升,可以靠手腕活动来抓握勺子了,能够使用底部较深的勺子,拿取更复杂的食物组合,逐渐准确将食物放入口中而不会洒满地。到两岁半时,孩子可以很熟练地用拇指、食指、中指三指使用勺子。

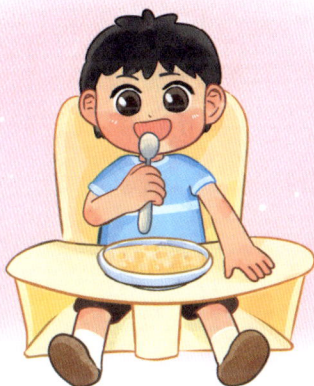

2～6岁:教孩子握笔。从全掌握笔(1岁左右),到拇指侧朝下(2～3岁)握笔,再到稍"笨拙"三点握笔(3岁半～4岁),最后能相对熟练三点握笔(4岁半～6岁)。成熟的握笔姿势是以拇指、食

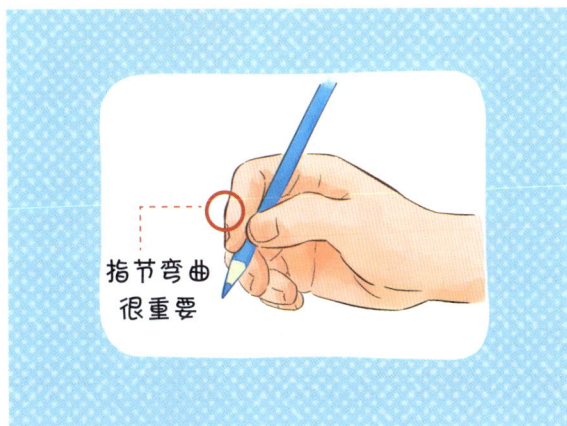

指节弯曲很重要

指的指腹握笔,顶在中指的最远端指节侧边,笔杆靠在虎口上,而无名指及小指内收于手掌内,并能灵活地用前三指操作笔杆以写出各个方向的线条。

4岁:教孩子正确使用筷子。

(1)筷子尖要对齐。

(2)使用筷子时,只动筷子上侧。

(3)筷子是用拇指,食指和中指3根手指头轻轻拿住筷子。

(4)拇指要放在食指的指甲旁边。

(5)无名指的指甲垫在下边。

(6)拇指和食指的中间夹住筷子固定后,筷子顶端留1厘米长的距离。

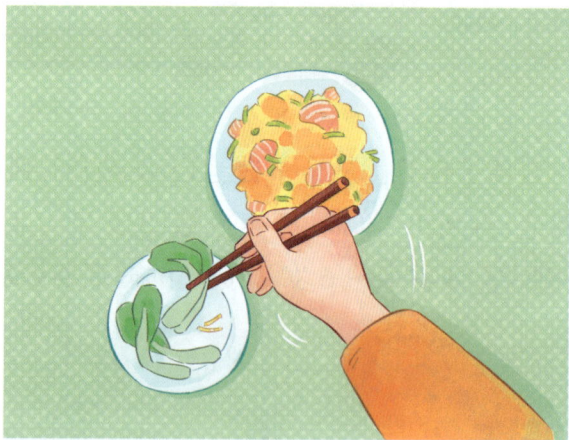

专家提醒

一般来说,孩子2~6岁学会使用剪刀和握笔,4岁可以用筷子,4~6岁形成惯用手。孩子手的发育与家庭环境及带养密切关联,父母等带养人应给孩子提供更多的动手机会。

三、让孩子成为生活的小能手

2～3岁：自己脱鞋袜、穿脱裤子、脱外套、用勺子进食、用吸管杯喝水、能够示意自己要大小便，开始练习坐小马桶。

3～4岁：穿脱鞋袜、裤子、外套、宽松衣服；学习使用筷子吃饭，在大人少量帮助下完成上厕所（不含擦拭）；洗澡时自己擦洗、擦干部分身体；在大人帮助下刷牙。

4～6岁：大部分情况下孩子可独立更衣；可开始尝试用一般筷子；独立上厕所（4～5岁仍需监督擦屁股）；独立洗澡／洗头（4～5岁仍需监督）可开始尝试吹头发；独立挤牙膏和刷牙（4岁仍需监督）。

小贴士

亲子游戏——我是"足球小将"

适合年龄：5～6岁。

游戏目标：提高孩子手指的操作灵活性，提高手眼协调能力，进行控笔练习。

游戏准备：废纸、剪刀、方形盒子1个，笔1支。

游戏玩法：

1. 父母指导孩子先把废纸剪成3厘米×3厘米的正方形。

2. 孩子用拇指、食指、中指把废纸搓成球状。

---

3. 孩子将方形盒子放置在桌上做"球门"。

4. 孩子面向"球门"坐好,用正确的姿势握笔,用笔尖将纸球"踢"入"球门",要求准确快速。

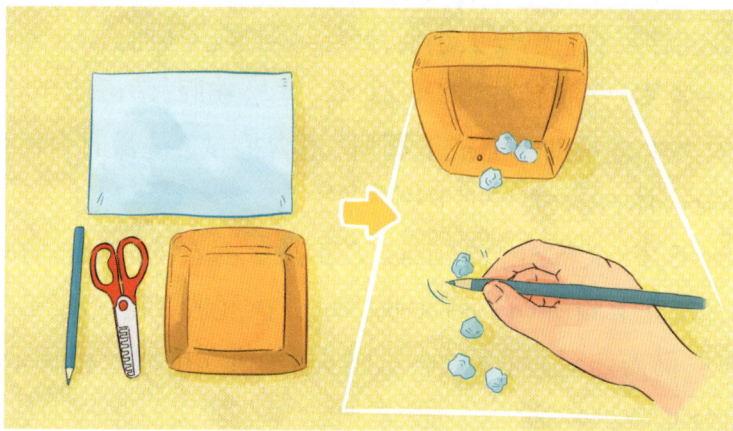

第二节　常见的儿童运动障碍

0～6岁是儿童生长发育的关键时期,这时期孩子的运动发育及生活自理能力都在飞速发展,但也有一些孩子出现了如:3月龄不会竖头、6月龄不会翻身、9月龄不会独坐等现象;还有一部分孩子出现了头颈后背打挺、双下肢交叉尖足、屈髋、屈膝等运动姿势异常现象,这些都被统一称之为运动障碍。

运动障碍又称功能性运动障碍,是由于中枢神经系统发育异常而导致的儿童运动和协调能力问题。根据儿童运动发育特点,儿童运动障碍分为粗大运动障碍、精细运动障碍两大类。

一、粗大运动障碍

粗大运动主要涉及人类最基本的姿势反射和移动能力,是使用大肌肉群进行协调的身体运动,如竖头、翻身、坐、站立、行走、跑、跳及平衡等,与儿童的生长发育紧密相连。常见的粗大运动障碍见于以下类型:

(一)竖头困难

孩子3月龄了,还是耷拉着小脑袋竖不起来,或者小脑袋左右转动时摇摇晃晃的,这是脑瘫吗? 当然不能这么草率地认为是脑瘫了! 因为影响稳定竖头的因素很多。竖头不仅需要肩颈部肌肉群的参与,还有大脑的总指挥、前庭觉及视觉的平衡调节。

常见的竖头困难表现为:仰卧位拉起时,由于颈前肌肉松软无力,抬头或者颈背伸肌群紧张,头往后背打挺;颈背伸肌群肌力、肌张力低下导致的俯卧位抬头困难;颈部两侧肌肉肌力、肌张力不均衡引起的中线位竖头困难。

(二)翻身异常

翻身是我们最早的体位转换动作,是孩子大运动发育的重要里程碑。由于婴幼儿的大脑及运动中枢功能发育尚未成熟,导致其运动模式呈现"牵一发而动全身"的运动状态。

常见的异常翻身姿势有:无翻身意识,多见于认知障碍或懒孩子;一侧肢体瘫痪无法向对侧翻身,多见于偏瘫孩子;翻身时头颈过度后伸,妨碍头前倾和身体侧转;全身伸肌肌群肌张力过高,影响屈肌肌群功能及躯干旋转功能;肩关节过度内收内旋,用躯干代偿翻身;双下肢交叉或并拢,躯干、骨盆、双下肢没有分离动作,妨碍下一步翻身动作的执行。

(三)独坐不稳

人们常说孩子"七坐八爬",可有的孩子7月龄了,坐下就摇摇欲倒,父母不扶着或身旁没有支撑物就会倒下,不能稳坐。正常情况下,孩子的坐位发育会经历这么一系列的过程:2～3月龄半前倾位,4～5月龄扶腰坐,6～7月龄直腰坐,8月龄扭身坐。坐位的出现是身体抗重力的重要标志,直腰坐位的完成标志着胸椎前突的开始形成。只有在坐位稳定和平衡发育充分后,孩子才具备站立行走的条件。

坐位姿势异常多见于:坐位支撑面窄小、骨盆后倾的痉挛型双瘫孩子;坐位支撑面广、骨盆躯干呈前倾位的肌张力低下型孩子;

躯干核心稳定性差的不随意运动或共济失调型运动障碍；坐位支撑面偏向一侧、骨盆侧倾的偏瘫孩子。

（四）站立障碍

稳定的站立是行走的基础，只有具备正确稳定的站姿才能完成行走。站立姿势的维持和稳定需要依靠全身骨骼、肌肉、筋膜、韧带的相互作用。

常见的站立姿势异常有：躯干难以保持直立平衡；膝关节紧张屈曲或过伸，无法保持站立平衡；踝关节紧张跖屈，站立步基过小，足弓发育不完善引起的足弓变形从而导致难以保持站立平衡。

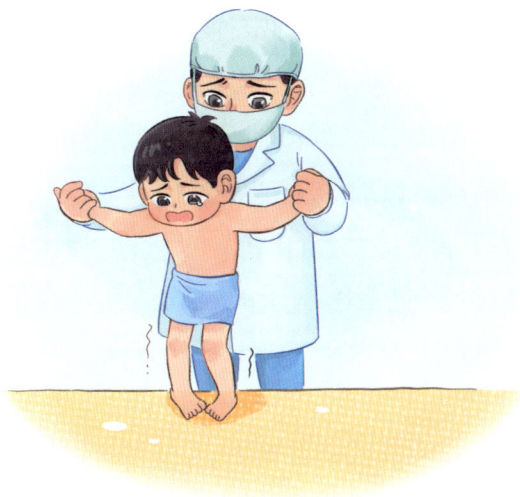

二、行走障碍

陪孩子从 3 月龄的竖头一路升级打怪到周岁的步行，每一步都怀揣着父母的期望和孩子成长带来的惊喜。只有当孩子具备独立行走的能力后,孩子才能更好地去探索世界。行走的完成不仅需要大脑中枢调控、髋膝踝关节的运动能力、肌肉力量及紧张度、平衡协调能力,还需要视觉、本体觉、听觉、前庭觉和认知的参与。

常见的行走异常姿势有以下几种情况:交叉尖足步态,多见于痉挛型双瘫孩子;偏瘫步态;"内八""外八"步态。

三、精细运动障碍

精细运动能力是指手部小肌肉或小肌肉群,在感知觉、注意等方面心理活动的配合下完成特定任务的能力,包括动手操作能力和手眼协调能力,对适应生存及实现自身发展具有重要意义。

精细运动障碍是指手部小肌肉或小肌肉群不能在感知觉、注意等方面心理活动的配合下完成特定任务。手是人类用来完成工作、游戏、进行日常生活活动最重要的工具,当出现精细运动障碍时会影响上述活动,且会给孩子的自我认知及自信心造成一定伤害。精细运动障碍主要表现在以下几个方面:

(一)精细运动发育落后

精细运动发育达不到同一年龄段儿童精细运动发育水平。比如:4～6月龄不会主动抓握玩具,1岁时不会手指对捏,2岁不会使用勺子吃饭等。

(二)精细运动发育障碍

精细运动发育障碍是指儿童在精细动作方面的发展受到影响,表现为他们在完成需要手眼协调和精细控制的任务时遇到困难。多见于脑瘫孩子,主要表现为手指关节掌屈、拇指内收、手握拳、腕关节屈曲、前臂旋前、肘关节屈曲、肩关节内收。上肢姿势异常可导致手的抓握动作、手的知觉功能、双手协调动作、手眼协调功能等精细运动障碍。

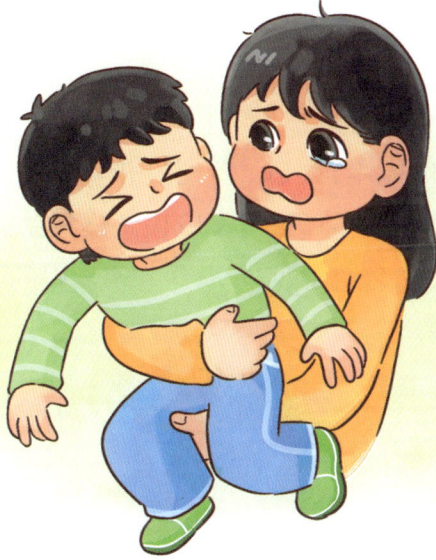

精细运动发育障碍

第三节 运动障碍儿童的家庭康复

运动对孩子的身体、大脑、心理发展都非常的重要。对于0～6岁的孩子出现运动障碍,父母应该怎样帮助他们提升运动能力呢? 接下来给大家介绍常见的几类运动障碍的家庭康复方法,让"懒"孩子动起来。

一、遵循六项原则

(一)循序渐进原则

各种动作必须先让孩子适应,也可以把一个功能分解成几个动作让孩子练习,每天的训练时间要有计划且不要过长,以免孩子产生疲乏、厌倦、反感、不愿合作等不良情绪。

(二)不代替原则

父母帮助孩子纠正不正确的行为,但不能代替孩子完成动作。以吃饭为例:有的孩子自己能慢慢吃,但姿势不正确,容易把衣服弄脏,父母只能帮助纠正其不正确的姿势,而不能喂他们吃饭。

(三)不过分照顾原则

孩子注意力不集中时,父母可以拿玩具把他们的注意力转移到各个动作上,但切勿过分照顾。凡是孩子自己能完成的动作,尽量让他们自己完成。

（四）不断重复原则

训练时要遵循：示范→等待→鼓励→再等待→再示范的原则。因孩子每完成一个动作都相当困难，并且会经常出现反复（如有的孩子能独立走几步了，过几天却又一步也走不了）。所以，孩子对每项功能，每个动作，必须反复练习，才能得到最终的恢复。

（五）避免不正常用力原则

引起孩子异常姿势的主要原因是不正常用力问题，不正常用力越严重，异常姿势也越严重。如果孩子不正常用力得不到及时纠正，必然使孩子肌张力增高，导致功能障碍的加剧。因此避免孩子不正常用力，是孩子康复训练过程中的一个关键性问题。

（六）正面激励原则

注意少批评多表扬，练得好还可以适度激励，让孩子经常保持一种成就感。过于溺爱或吓唬打骂都会使孩子造成心理压力，进而逃避、拒绝配合训练。

二、家庭康复训练要点

（一）父母和家庭环境的准备

1. 在家里创造安全舒适的环境，做好安全照护。孩子的居室安全、简单、整洁，设置防护床栏，家中的墙角、桌角突出的尖锐的部分需要进行包边防护处理。有孔的地方如电源插孔在没有使用时及时插上挡板封闭。地面保持干燥平整，防湿防滑防跌倒。室内严禁存放危险的物品，如尖锐的物品、药品、小颗粒的玩具或物品、开水等，避免割伤、误吞、烫伤等。

2. 保障孩子充足的睡眠,保持孩子的情绪稳定,乐观向上,保持合理的期望,避免过度保护。

3. 父母要了解孩子的运动障碍的情况,与医生沟通重点需要照护和家庭训练的方面,共同制定康复训练计划并让孩子按照计划积极进行康复训练。

(二)家庭康复训练内容

不同月龄的运动障碍孩子,其家庭康复训练内容也不一样,详见表5-1。

表 5-1 不同月龄运动障碍儿童的家庭康复训练

不同月龄	家庭康复训练内容
0～1月龄	1. 大运动 ①俯卧抬眼游戏;②企鹅迈步游戏:扶婴儿在硬板床上,使其主动迈步前进;③四肢的肢体游戏。 2. 精细动作 ①握物游戏;②两手抚摸的游戏。
2月龄	1. 大运动 ①俯卧抬头游戏;②竖抱头竖直看物游戏;③四肢的肢体游戏。 2. 精细动作 ①握物游戏;②认识双手游戏,让婴儿手握带响声的玩具并引导他看。
3月龄	1. 大运动 ①俯卧抬胸游戏;②翻身从仰卧到侧卧位;③四肢的肢体游戏。 2. 精细动作 ①拍打悬挂玩具游戏;②两手抚摸、玩收手的游戏。
4月龄	1. 大运动 ①拉坐游戏;②翻身游戏,从仰卧位到俯卧位;③俯卧支撑游戏;④荡毛巾秋千游戏;⑤四肢的肢体游戏。 2. 精细动作 ①练习手抓握游戏;②触觉游戏,让婴儿去抓不同质地的东西。
5月龄	1. 大运动 ①靠坐游戏;②俯卧位用手撑起游戏;③手足蹬球游戏;④扶腋蹦跳游戏;⑤腹爬游戏;⑥四肢的肢体游戏。 2. 精细动作 ①准确大把抓握游戏;②一手各拿一物,做以物击桌、拍打玩具的游戏。

续表

不同月龄	家庭康复训练内容
6月龄	1. 大运动　①从靠坐到独坐的游戏;②俯卧位用手撑起游戏;③手足蹬球游戏;④扶腋蹦跳游戏;⑤腹爬游戏;⑥四肢的肢体游戏。 2. 精细动作　①准确大把抓握游戏;②一手各拿一物,做以物击桌、拍打玩具的游戏。
7～8月龄	1. 大运动　①独坐稳定性的游戏;②连续翻滚扶物坐起的游戏;③腹爬到手膝的爬行游戏;④扶两腋下站立的游戏。 2. 精细动作　①拿起放下玩具的游戏;②一手各拿一物对敲的游戏;③捏取小物品的游戏;④练习指拨玩具的游戏;⑤撕纸的游戏。
9～10月龄	1. 大运动　①手膝爬行的游戏;②扶站和扶物行走的游戏;③蹲下捡玩具的游戏。 2. 精细动作　①将玩具投入容器中的游戏;②伸示指套环的游戏;③用手指戳洞洞的游戏。
11～12月龄	1. 大运动　①自己站稳的游戏;②扶走及独走的游戏。 2. 精细动作　①取出纸包着食物的游戏;②盖好瓶盖的游戏;③将硬币投入存钱盒内的游戏;④蜡笔乱涂的游戏;⑤穿洞洞的游戏,将铅笔插入圆筒内。
13～15月龄	1. 大运动　①独立行走的游戏;②扶手上下楼梯的游戏;③下蹲取物的游戏(从扶物到不扶物);④踢球、举手抛球。 2. 精细动作　①动手游戏,叠积木、叠简单物品的游戏;②自发涂画的游戏;③倒出小丸并捏起的游戏。
16～18月龄	1. 大运动　①抛球和踢球的游戏;②牵手从最低一级楼梯跳下;③伸手拉孩子越过障碍;④学习跑的游戏。 2. 精细动作　①搭积木:用积木搭高楼和桥的游戏;②分颜色穿珠子的游戏;③自己翻书页看书。
19～24月龄	1. 大运动　①扶栏杆下楼梯;②走平行线;③双脚并跳;④单脚独立站3秒;⑤骑三轮车。 2. 精细动作　①剥开糖纸吃糖的游戏;②用笔画直线;③按色插圆棍。

续表

不同月龄	家庭康复训练内容
2～3岁	1. 大运动 ①跑5～6米；②不扶栏杆上下楼梯；③跳远30厘米；④扶着迈过障碍物；⑤20厘米跳下；⑥单足跳4～5次。 2. 精细动作 ①搭6～8块积木；②搭积木成型；③捡豆子；④穿珠子和塑料管；⑤折纸的游戏；⑥画圆；⑦比线长短。
4～6岁	1. 大运动 ①独脚站5～10秒；②单脚到抱肘跳；③足尖对足跟向前走到向后走；④连续拍球。 2. 精细动作 ①临摹简单的图形，如圆形、方形、三角形；②会使用剪刀；③学会使用筷子；④会拧螺丝；⑤会写自己的名字。

（三）个性化家庭康复训练

1. 孩子头总是往后仰,3月龄仍竖头不稳的改善方法 孩子因肌张力高导致竖头不稳,父母可以通过按摩孩子肩颈部的肌肉进行松解。如果是因为孩子的肌力不够而导致的竖头不稳,可以让孩子取俯卧位或坐位,利用玩具或人脸来逗引孩子转头,以提升肩颈部肌肉力量。

2. 孩子前臂不能支撑身体时的改善方法 父母可以用浴巾卷成一个卷,放置于孩子的前胸和腋下,以帮助孩子更好地用前臂支撑身体。

3. 孩子独坐不稳的改善方法 父母多帮助孩子练习翻身和俯卧位支撑身体,以增强腰腹部肌肉力量。此外,当孩子坐着时,在有保护的情况下,可以使用适当力量前后左右推动孩子身体,以增强坐位平衡能力。

4. 促进孩子更好坐姿的方法 让孩子的身体处于背直、腰直状态,同时髋膝踝保持90度,双膝微微张开,与肩或者与髋同宽。

如果是坐地垫子上的话,尽量盘腿坐,避免 W 形坐姿。

5. 脑瘫孩子的家庭康复方法

(1)做游戏运动,由简到繁,循序渐进。孩子的运动是因为有兴趣而模仿,所以父母首先要想办法通过具有声音、色彩、形状特点的物品来引起孩子的注意。

专家提醒

> 带孩子做游戏运动,父母要切记——多鼓励、晚伸手、少限制。"多鼓励"一般父母都能做到,但伸手太早却是很多父母的"通病",需要尽量避免。此外,父母要精心设计每天的游戏动作,尽量不使孩子产生枯燥感。

(2)坚持每天给孩子 1 ~ 2 次全身抚触或按摩。每一次按摩或抚触动作都应该是轻柔的。家庭按摩的主要作用是加强孩子的肢体感应能力,增强大脑感觉神经的敏感度,其次才是改善关节活动、增加肌肉力量。按摩的顺序一般是从头到脚。

(3)把孩子放在摇篮里或摇椅、转椅中,慢慢晃动、转动或者骑木马摇动,也可以在几种方式之间变换练习,锻炼大脑在动态空间处理讯息,增强前庭功能。诱导或辅助孩子在床上或垫子上进行自由翻滚、爬行、追逐,也可以设置各种不同的障碍,让孩子运用自身的运动能力穿过障碍,使身体的各个部位充分发挥作用,强化孩子的本体感觉。

(4)父母通过与孩子的各种交流,包括眼神、言语、动作,使孩子了解一些基本的动作要求。比如,父母先拿苹果咬一口,再递给孩子说:"吃苹果",并把苹果放在孩子手边(注意不要放在手里)然后离开,同时观察孩子的反应。如果孩子能够自己完成动作,就尽量不要去提供帮助。诸如此类的动作可以增强孩子的手眼协调能力。

（5）抱起孩子让其双脚虚站，引导孩子用脚踢开身前的皮球，然后追上皮球继续踢；再次追上皮球，让孩子用手拍打皮球，就这样循环动作。此动作是为了建立孩子的四肢运用意识，让动作提示大脑存储运动信号。

第六章

培养"口齿伶俐"的孩子
——发育性言语和语言障碍儿童的家庭养育照护

谁都希望自己的孩子"口齿伶俐",成为人群中的"闪光点"。可见言语和语言在社会生活与交往中的重要性。而那些患有发育性言语和语言障碍的孩子,如果得不到及时有效的干预,将对未来的学习、工作以及社交等带来不利影响。

第一节 0~6岁儿童语言发育特点

在这个充满了竞争的社会,"口齿伶俐"似乎成为成功者的"标配"。身为父母,如何让孩子学会说话,培养良好的沟通能力,需要从了解儿童早期语言发育特点开始。

一、认识语言与言语

语言和言语这两个概念,但在日常生活中,人们往往会将这两个概念混淆。

(一)关于语言

我们在生活中离不开语言,也需要学习和使用语言。语言起源学研究发现,人类在漫长的历史进程中,因为劳动的关系,人与人之间进行沟通交流的需要越来越多,于是便诞生了语言。

比如,你需要朋友递给你一个锤子用来敲钉子,当你对他说:"请把那个锤子递给我。"你就使用到了语言;多年未见的朋友给你发了条微信:"好久不见了,你还好吗?"虽然对方没有开口说一句话,但使用到了语言。

语言从功能上理解,是人们进行交流、表达思想和情感的重要工具;从结构上理解,它是一种约定俗成、复杂的符号系统,该符号系统包含语音、词汇、语法、语用等,形式包括口语、书面语、手语等。语言活动需要大脑高级神经活动（如认知能力）的参与。

（二）关于言语

相形之下，言语则显得更为简单。当一个五个月大的婴儿，开始发出"baba""papa""mama""bubu"等声音时，我们可以说这个孩子开始言语了，因为这些声音，在汉语语音中是存在的，它们和"爸""怕""妈""不"等字音非常相近。一个5岁的自闭症儿童，当你问他"你叫什么名字？"他回答："什么名字？"这也是一种言语。

言语是语言的一部分，言语是口语产生的过程，言语的产生主要与相应中枢（运动性语言中枢）和发音器官的生理功能有关。

专家提醒

不管是婴儿的喃喃自语或自闭症儿童的鹦鹉式学语，都不能说是语言。因为婴儿的言语不符合语言的诸多规则，只有单音，而无意义，而自闭症孩子的言语虽符合语言的语法规则，句子本身也有意义，但这个句子却不符合当时的交流语境。

二、0～6岁儿童语言发育特点

语言发育是儿童健康的重要指标，包括语言理解与语言表达两个方面。语言理解是接收和解读语言信息的过程，而语言表达是将思想转化为语言形式并传达给他人的过程。两者相互关联，共同构成了我们日常的语言交流活动。

0～6岁儿童的语言发展是一个渐进的过程，一般分为语前阶段（1岁以前）、单词阶段（1～2岁）、短语阶段（2～3岁）、句子阶段（3～4岁及以后）、叙事阶段（5～6岁）。儿童早期的语言发育，与入学后的学习、同学间交往、性格发展和心理健康息息相关，甚至影响到他们未来的就业。

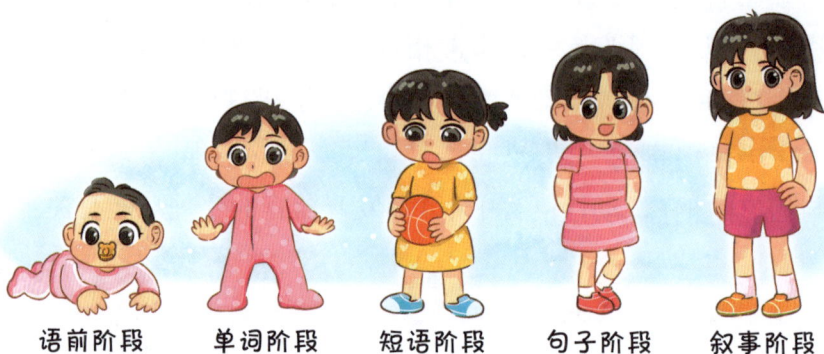

语前阶段　　单词阶段　　短语阶段　　句子阶段　　叙事阶段

（一）0～3月龄

1. 语言理解　0～3月龄的孩子开始识别熟悉的声音。当爸爸妈妈说话时，会安静下来或者扭动身体；开始注意说话的人的嘴或眼睛，也会对"严厉"的话和安抚的话作出不同反应。

2. 语言表达　对这个阶段的孩子来说，哭是主要沟通方式。他们通过哭来获得爸爸妈妈的注意，比如通过哭来告诉爸爸妈妈肚子饿了或者不舒服了；对爸爸妈妈的微笑和说话声，有时会用发声来应答。

（二）3～6月龄

1. 语言理解　3～6月龄的孩子往往会转头寻找声源。当你叫孩子的名字时，会有反应；当你说"不可以"时，孩子有时也会作出反应，他会稍微停顿或迟疑一下。孩子还会对一些日常活动的意图作出反应，例如看到你准备哺乳时，孩子会发声或者移动身体来回应,似乎在说:"我好高兴! 马上要吃奶了!"

2. 语言表达 3～6月龄的孩子在发声时可以通过不同的语气来告诉爸爸妈妈喜欢还是讨厌一个东西;这个阶段的孩子开始牙牙学语,会重复一个相同的音节,如"ma-ma-ma、ba-ba-ba"等;会笑出声;会试图同爸爸妈妈互动。

(三) 6～9月龄

1. 语言理解 6～9月龄的孩子对一些手势会作出反应。例如,当你伸手作出拥抱的姿势时,孩子会迎合;开始理解家里人的称呼;当你说"不可以"时,大多数的时候会有反应;当你叫孩子的名字时,他会停下来。

2. 语言表达 6～9月龄的孩子的牙牙学语会有不同音节的组合,如"ba-da""ma-bu"等;会模仿叠词;发声中韵母"a、o、e、i、u"和声母"b、m、d、h等"明显增加;还会通过"共同注意"的能力来表达他的需求,例如想要你拿地上的球给他时,会先发声获得你的关注,然后看看球,再看看你,再看回球。

(四) 9～12月龄

1. 语言理解 9～12月龄的孩子能听从简单熟悉的指令。例如当妈妈说"把球给妈妈",会把球递给妈妈;当你说到熟悉的物品时,会去看这个物品;也理解一些简单的问题,如当你问"灯灯在哪",孩子会朝灯看或者把灯指给你看;这个阶段的孩子开始知道1～2个自己的身体部位,如眼睛、嘴巴、鼻子等。

2. 语言表达 这个阶段孩子的语言表达由之前的语前阶段进入了单词阶段。开始有意识地叫"爸爸"或"妈妈",即知道爸爸叫"爸爸"或知道妈妈叫"妈妈";孩子模仿的词增多;会有自己的"语言"(乱语);会通过发声来"指挥"大人。

（五）12～18月龄

1. 语言理解　12～18月龄的孩子能识别自己身上的3～4个部位或者衣服，如鞋子、袜子、裤子、帽子等；能听从更多日常的一步的指令，如"把书拿来""坐在凳子上"等；开始理解一些方位词，如"里面、外面""上、下"；在看书时能注意一些图片；会去找不在眼前的东西，比如去找掉在沙发下面的红色积木，这说明孩子已经开始理解物品的永久性；开始发展象征性游戏，即过家家，如孩子拿着一个玩具冰淇淋假装吃。理解物品的永久性和开始象征性游戏是儿童早期语言发展过程中非常重要的发育里程碑。

2. 语言表达　到18月龄时孩子会说大约15个词，仍处于单词阶段，但在表达时会变化语调；会通过说话和手势来与他人沟通。

（六）18～24月龄

1. 语言理解　到2岁时孩子能听从两步的相关指令，如"去房间里把你的帽子拿过来"；能理解更多的动词，如吃、睡觉、洗、玩、喝、看、抱、抓、爬、开、关等；也能识别熟悉物品的图片。

2. 语言表达　到2岁时，孩子至少有50个词汇，处于短语阶段，即开始组合词语，主要用两个词的短语，如"妈妈抱""喝奶奶"等来表达自己；能模仿2～3个词长的短语；除了用语言向爸爸妈妈提要求外，孩子有时还会描述所看到的东西，例如听到飞机声时，会指着天空说"大飞机"，然后转头看你以确定你也同样注意到了。

（七）2～3岁

1. 语言理解　2～3岁的孩子开始理解"一"的概念，例如：当你让他给你一个葡萄时，会只给你一个；理解"大／小""快／慢""冷／热"等基本概念；能识别物品的功能，如知道刀是用来切东西的;也能回答一些简单的问题,如"你的鞋子去哪了""他在干什么呀"等。

2. 语言表达 到3岁时,孩子能说3～4个词长的句子,如"爸爸开车""我要尿尿"等,处于句子阶段;会用人称代词"我"而不是他的名字来指代自己;能说出至少一种颜色,会使用一些方位词,如"上、下",会说出自己的名字,会用语言来表达自己的生理需求,如"饿了""渴了"。

(八)3～4岁

1. 语言理解 3～4岁的孩子能够回答各种"什么""哪里"和"谁"的问题;能理解简单的故事。

2. 语言表达 这个阶段的孩子能使用3～4个词以上的句子,这些句子大多数语法完整,如"她在跳""我妈妈喜欢吃苹果"等;会向爸爸妈妈提问,如"爸爸去哪里了";能用完整句子回答问题;能简单告诉他人一些自己的经历,如"我看到蚂蚁了,在幼儿园"。

(九)4～5岁

1. 语言理解 4～5岁的孩子能理解较复杂的长句子和听从三步的指令,如"你先把碗放到水池里,然后去洗洗手,再去看书";能理解日常的对话。能听懂故事并能回答关于故事内容的问题。

2. 语言表达 这个阶段的孩子语言表达发展到了叙事阶段。能复述简单的故事;能使用语法结构比较复杂的"成人式"的句子,比如一些简单的被动句,"我的飞机给弟弟砸坏了"等。

(十)6岁

在6岁阶段,儿童的语言理解能力已经有了显著提升。

1. 语言理解 他们不仅能够理解简单的词汇和句子,还能对较复杂的语句和抽象概念进行理解和分析。具体来说,他们能够识别更多的汉字,阅读简单的故事书,理解基本的句子结构和语法规则。能够听懂并理解复杂的故事情节,把握对话的主要内容和意图。能够通过观察图片、动画等视觉信息,理解其中的故事情节和角色关系。此外,六岁儿童还能理解并运用一些复杂的词汇和表达方式,如成语、比喻等,显示出他们在语言理解方面的进步。

2. **语言表达** 随着语言理解能力的提升,六岁儿童的语言表达能力也得到了很大的发展。他们开始更加主动、清晰地表达自己的思想、情感和需求。具体表现在:能够详细描述物体的形状、颜色、大小等特征,以及事物的发生、发展和结果。能够较为完整地叙述故事情节,包括角色、事件和情节发展等。能够运用丰富的词汇和句式表达自己的观点和感受,甚至能够进行一些简单的辩论和讨论。

专家提醒

儿童语言发育需要一个相当长的过程,且个体差异较大。父母要认真了解自己孩子目前所处的语言发育阶段,并对其语言发育建立合适的期望值。过高的要求会影响父母同孩子之间的互动,进而影响语言的学习。

第二节　儿童发育性语言与言语障碍

> 小明(化名)3岁半了,却只能讲大约10个左右的单词,比如:爸爸、妈妈、不、要、走等。当父母跟他讲话的时候,他经常似乎听不懂一样。五岁的小红,说话时好像嘴里含着一块糖,"苹果(ping guo)"常常发成"pi duo","杯子(bei zi)"发成"pei ji"等。

如果家有像小明、小红这样不说话、词汇少、吐字不清、吐字错误的孩子,当父母的要注意了,因为你的孩子很可能是发育性语言与言语障碍。

一、发育性语言障碍

国外对儿童语言障碍统称为发育性语言障碍。儿童发育性语言障碍指的是儿童在说话或理解语言方面出现困难。主要有两类:失语症和语言发育迟缓。各类型儿童语言障碍的特点如下:

(一) 失语症

> 5岁的小芳(化名)会讲故事、画画、认识数字,但是一次

生病高热导致长时间惊厥抽搐,退热后家人发现她变得听不懂大家的话,以前认识的东西都不认识了,说话也只会说"不、走、要、玩"等简单词语了。

失语症是言语获得后的障碍,是由于大脑损伤所引起的言语功能受到损伤或者丧失,常常表现为听、说、读、写、计算等方面的障碍。也就是说一个人已经获得了言语功能,由于疾病的影响,以前听得懂的话现在听不懂了;以前说得出的话现在说不出了;以前读得懂的字现在不会读了;以前写得出的字现在写不出了;以前会做的加减乘除法现在做不出了。

(二)儿童语言发育迟缓

团团(化名)1岁半时只会喊"妈妈、爸爸",现在3岁了,还只会说"妈妈、爸爸、爷爷"等人称和"走、玩、不"等简单词语,而周围的3岁小朋友喜欢提问,会说"妈妈我饿了"等句子,会念短儿歌。

儿童语言发育迟缓是指发育过程中的儿童其语言发育遵循正常顺序,但未达到与其实际年龄相应的水平,不包括由于听力损失引起的语言发育迟缓。儿童语言发育迟缓通常有下列一种或多种情形:①语言发展开始的年龄比较迟;②语言发展的速度比较慢;③语言发展的程度较同龄儿童低下。常表现为词不达意、无法理解说话者的意思、答非所问或词少等。

最常见的病因有大脑功能发育不全、自闭症、脑瘫等。这类儿童通过语言训练部分可赶上正常发育水平,部分虽然不能达到正常儿童的言语发育水平,但是可以尽量发挥和促进被限制的言语能力,提高其智力水平,促进孩子的社会适应能力。

二、发育性言语障碍

言语障碍主要有四类:构音障碍、听力障碍、口吃和发声障碍。各类型儿童言语发育障碍的特点如下:

(一) 构音障碍

1. 器质性构音障碍

> 5岁的欢欢(化名)很喜欢聊天唱歌,但是很多词语说不清楚,如将"吃饭(chi fan)"说成"qi wa","伞(san)"说成"can"等,说长句子时更加明显,伸舌时舌头呈W状,舌尖不能上抬。

器质性构音障碍是由于下颌、舌、唇、软腭等构音器官发育异常导致。其特点是可以发音,但语言很不清楚。其代表为先天性腭裂、舌系带过短等,腭裂、舌系带过短可以通过手术治疗,但部分孩子还是会遗留有说话不清的问题,通过言语训练可以治愈或改善。有的需要心理干预和长期治疗。

2. 运动性构音障碍

> 脑肿瘤术后的小安(化名)可听懂对话,可正确写出自己的想法,但是说话费力,声音时轻时重,说话像嘴里含了糖,鼻子堵住一般。

运动性构音障碍是由于神经系统损害导致的发音器官异常所致的言语障碍。孩子通常听觉理解正常并能正确地选择词汇以及按语法排列词句,但不能很好地用言语表达。这类孩子经常说话含糊不清。

3. 功能性构音障碍

5岁的小可(化名)在说"给狗狗"时总是说成"ke kou kou",检查发现发音器官的结构和功能正常,但是在说部分词语时总是会表现为固定的发音错误。

功能性构音障碍是指发音错误的表现为固定状态,找不到原因且发音器官的结构和功能正常的构音障碍。学龄前儿童多见,表现为部分发音错误、不清晰和声调异常,例如"baba"发音成"dada"。通过构音训练,这种功能性构音障碍可以完全恢复,但年龄的越大纠正难度越大。

(二)听力障碍所致的言语障碍

小点(化名)出生后一直表现得很"安静",对于外界的声音、家人的逗乐她都表现得很"高冷",6月龄体检时听力筛查未通过,完善检查提示双侧中重度耳聋。

听力障碍所致的言语障碍分为获得言语之前的和获得言语之后的。儿童在7岁左右言语即发育完成,这时可以称之获得言语,也就是说已经获得了言语交流的能力。获得言语之后的听觉障碍的处理需要医生针对性进行听力补偿,提高听力,自己的言语能力一般不受到影响,可以清晰地说出来;获得言语之前特别是婴幼儿的中度以上的听力障碍所导致的言语障碍,本身言语能力没有发育完成,有些词和音还发不准,没有完全掌握言语交流的能力,如果不经过听觉言语康复治疗,获得言语会很困难,会影响后期的交流,自己发的音不准确,自己说出的话别人也理解不了。

（三）口吃

　　圆圆（化名）从一岁开始大部分时间都由爷爷奶奶带养，爷爷说话总是会重复单字，如"我要要去买买买菜"，圆圆经常模仿爷爷说话。圆圆上幼儿园后，老师发现他在交流的时候总是不自主地重复单字，着急的时候更加明显。

　　口吃表现为说话时非自愿的重复（语音、音节、单词或短语）、停顿、拖长打断的问题。口吃的确切原因目前还不十分清楚，部分儿童是在言语发育过程中不慎学习了口吃，或与遗传以及心理障碍等因素有关。部分儿童可随着成长自愈；没有自愈的口吃常常伴随至成年或终生，通过训练大多数可以得到改善。

（四）发声障碍

　　5岁的小欢（化名）很喜欢在户外奔跑大声喊叫，很多时候还喜欢尖叫来引起周围人的注意，父母渐渐地发现小欢说话的声音变得嘶哑、粗糙，失去了童音特有的清脆明亮的音色。

　　发声障碍是由于声带和喉等发声器官存在器质或功能异常引起的，表现为声音嘶哑、发音困难、发音不清或者发声、音调及语速的异常等。

第三节　培养"口齿伶俐"的孩子

语言是人与人之间沟通的重要桥梁。0～6岁是孩子语言发育的黄金时期,这个阶段陪伴最多的是父母,孩子的早期语言学习很多也是来自和父母的交流,说孩子是父母的"复印件"也不为过。所以,父母在儿童语言能力的发展中起着相当重要的作用。

专家提醒

作为父母,如果发现自己的孩子"什么都懂,但就是不说话",切忌盲从老一辈人的"迟讲话的孩子,将来会很聪明"的说法,因为并没有科学依据。语言发育落后的孩子,如果得不到及时的训练和治疗,将会对孩子的身心健康带来不利影响。

一、促进儿童语言发展的养育照护要点

家有0～6岁语言障碍的孩子,父母应该怎样帮助他们的语言发展呢?接下来介绍一些在家庭中促进孩子语言发展的照护方法,陪伴孩子一起咿呀学语,"口齿伶俐"不是梦。

（一）营造适合语言发展的家庭环境

改善养育环境中可能存在的不利因素，如家庭内存在多种语言。建议在家庭中尽量只使用一种语言，照顾孩子使用语言时尽量大声、简单、清晰、重复。让孩子与同龄人交流，一起玩游戏来提高他们的理解力。

（二）做好孩子的日常生活照护

提供营养易消化饮食，尽量避免过敏性食物，如果发现对牛奶、鸡蛋、小麦会有过敏的现象，那么除了不能摄入以外，蛋糕、面包、冰激凌含有以上成分的食物也尽量避免摄入。保障孩子充足的睡眠，培养良好的睡眠习惯，睡前应避免过分兴奋，睡眠场所和时间相对固定。注意个人卫生，保持身体清洁、干爽和舒适，尤其是面部、足部和臀部，勤换衣裤；保持口腔清洁，正确刷牙，定期做口腔检查。

（三）保持居室的安全、简单、整洁

床铺要设置防护床栏；家中的墙角、桌角突出、尖锐的部分需要进行包边防护处理；有洞洞的地方如电源插孔在没有使用时及时插上挡板封闭；地面保持干燥平整，防湿防滑防跌倒；室内严禁存放危险的物品，如尖锐的物品、药品、小颗粒的玩具或物品、开水等，避免割伤、误吞、烫伤等。

（四）父母要正确面对孩子的健康问题

既要树立信心，又要改变"孩子说话晚、表达能力欠缺不需要治疗，随着孩子的生长发育期语言能力会慢慢能赶上正常同龄儿童"的观念，让孩子得到及时干预、治疗。

（五）与医生保持良好沟通

父母及养育照护者要尽可能多向医生了解孩子的语言发育情况，重点咨询关于家庭照护和家庭训练等方面，同医生共同制定康复训练计划,并保持合理的期望;避免对孩子进行过度保护,应积极康复治疗。

二、不同年龄阶段的家庭康复训练要点

（一）0~1月龄

1. **发音应和游戏**　父母用"咿呀"音逗孩子时,孩子能够随着父母的声音和头部跟随移动;

2. **逗笑游戏**　父母用语言行为或玩具逗孩子开心。

（二）2月龄

1. **呼唤婴儿游戏**　父母呼叫孩子的名字训练他的反响;

2. **逗笑出声游戏**　父母用语言行为或玩具逗孩子发出笑声。

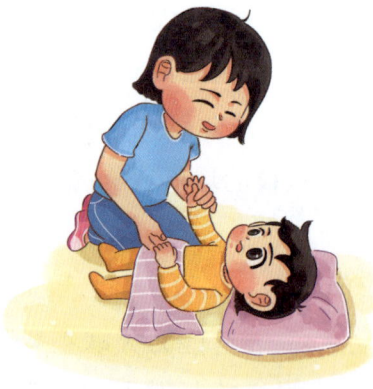

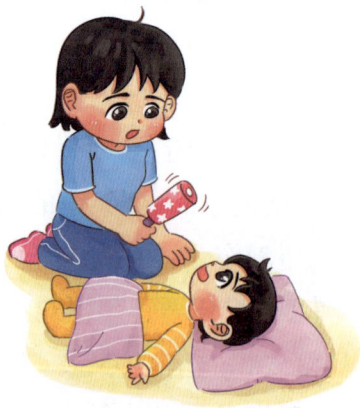

用"咿呀"音逗孩子　　　　　　　　　用玩具逗孩子开心

（三）3月龄

1. **元音答话游戏**　父母逗孩子时孩子发出"a"音;

2. **逗笑出声游戏**　父母用语言行为或玩具逗孩子发出笑声。

（四）4月龄

发辅音游戏,大人与婴儿呼应发"b"等音。

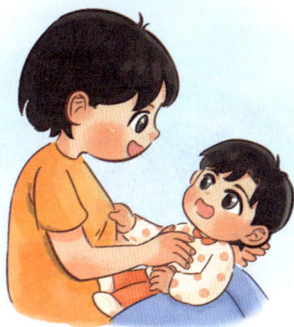

发音答话游戏

（五）5月龄

1. **咿呀学语游戏** 父母模仿孩子的发音,同时孩子也模仿父母的发音;

2. **叫名回头寻找游戏** 父母通过呼叫孩子名字进行游戏。

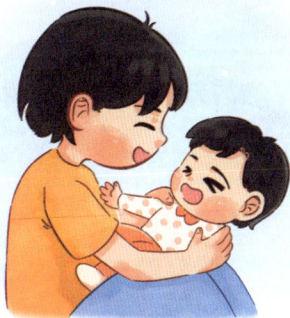

模仿发音

（六）6 月龄

1. 教发"爸爸、妈妈"音的游戏；

2. 灯在哪里的游戏：父母指着灯告诉孩子这是灯，多次训练后，孩子听到"灯"时会寻找。

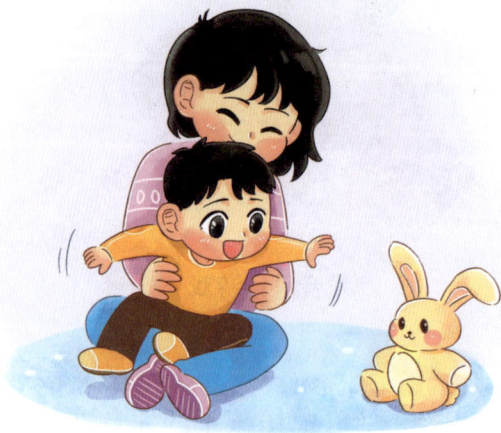

找物游戏

（七）7～8 月龄

1. 认物和找物、理解语言的游戏：父母告诉孩子日常生活中的常用物品的名字，让孩子能够逐步去寻找。

2. 用手势表示语言的游戏，如"再见、谢谢、欢迎"等。

3. 学习指鼻子的游戏。

（八）9～10 月龄

1. 模仿发音、称呼大人的游戏。

2. 竖起示指认物、认图的游戏。

3. 呼叫游戏，叫婴儿名字让其回答，模仿打电话。

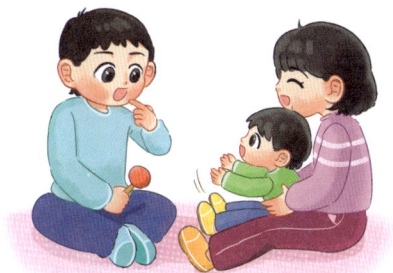

称呼大人游戏　　　　　　　　指物游戏

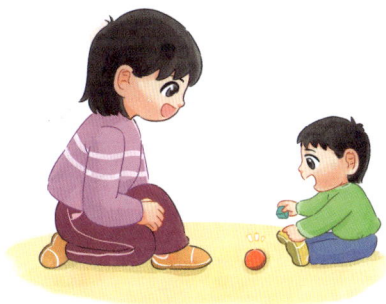

（九）11～12月龄

1. 用手指指认图片的游戏。

2. 模仿动物叫的游戏。

3. 认识五官的游戏。

4. 听儿歌、故事的游戏。

5. 说双音词的游戏："爸爸、妈妈、灯灯"等词。

（十）13～15月龄

1. 命名物体的游戏。

2. 语言表达的游戏，如"拿、要、喝"等。

3. 儿歌押韵的游戏，随同大人说出一个押韵的字来。

4. 听儿歌做动作的游戏。

5. 称呼生人的游戏。

（十一）16～18月龄

1. 语言命令的游戏，看到一种物品可以用语言表达出来，如看到苹果可以说出"苹果"。

2. 接背儿歌的游戏。

3. 打电话的游戏。

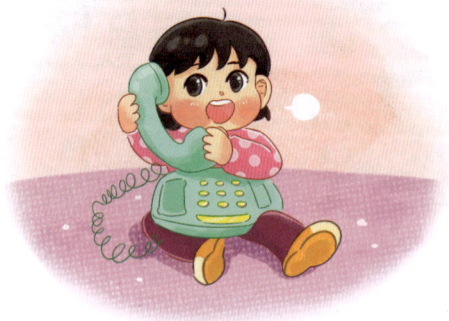

打电话游戏

(十二) 19～24 月龄

1. 看图说 3 ～ 40 个单字。

2. 说出小名。

3. 用两个词表达意思,表达自己的需求,如想表达出去玩,可以发出"出去"或"玩"。

4. 模仿说一句儿歌。

5. 说 3 ～ 4 个字的句子。

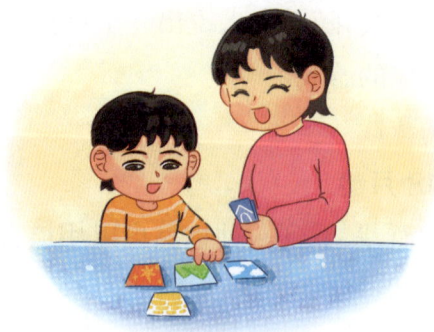

看图说话

(十三) 2～3 岁

1. 指出身体 6 ～ 8 个部位。

2. 会说"不"。

3. 懂自己的姓和名。

4. 看图回答问题。

5. 说出事物的用途。

6. 用代名词游戏(使用我、你、她等)。

7. 说一个反义词。

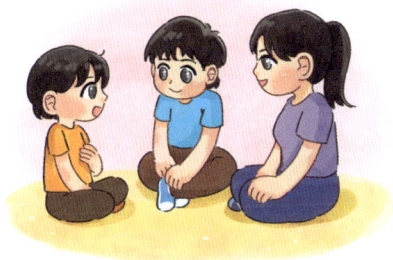

代词"我"的游戏

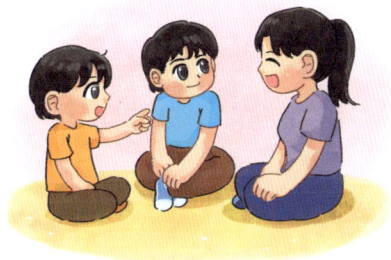

代词"你"的游戏

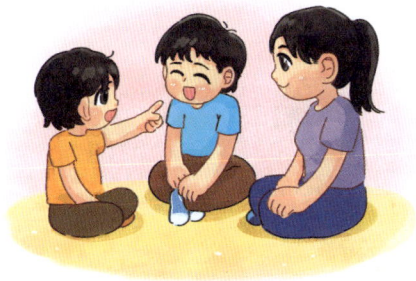

代词"他"的游戏

反义词连线游戏

冷　快
关　热
慢　开

(十四) 4~5岁

1. 让孩子多与成年人对话,达到与其正常交谈。

2. 多与孩子进行亲子阅读,能够使用自己的言语说出故事内容。

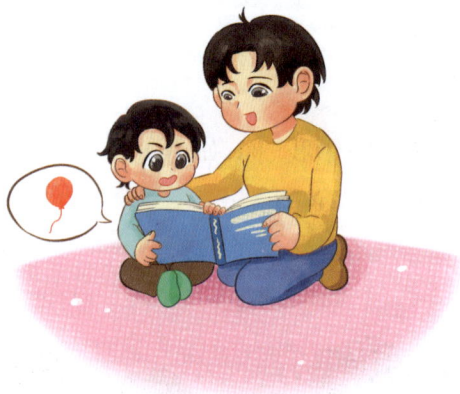

亲子阅读

(十五) 6岁

1. 让孩子进行简单的自我介绍,包括姓名、年龄及家庭地址。

2. 让孩子多与人交流,达到说话流利、语序准确。

3. 多进行看图说话,用不同的语态表达图中的意思。

4. 可以有条理的复述最近发生的事情。

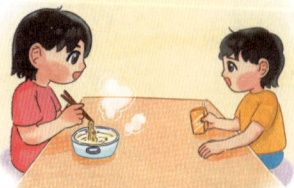

与人随时随地交流的游戏

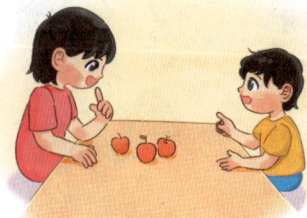

使用感官观察进行叙事

三、常见的家庭康复训练方法

（一）常见发育性言语障碍的家庭康复训练

发育性言语障碍一般是能够说话,因构音器官功能出现问题导致发音不清,需要对构音器官进行训练,改善其功能。如唇部肌肉力量弱的孩子,会导致"b、p、m"等某个发音不准确,需要使用改善或增强唇部肌肉力量的方法来训练。

1. **孩子出现声母替代问题,喜欢把"po"说成"bo"时,针对不同原因采用不同训练方法**

原因一:孩子不知道送气和不送气的区别而导致该问题。

训练方法:父母利用口哨或汽笛进行训练,让孩子体会送气的感觉。用嘴巴吹口哨或汽笛(切忌使用牙齿咬),每天2次,每次30个。

原因二:因孩子唇部力量弱,在自然状态下嘴巴喜欢张开而导致该问题。

训练方法:使用棉签或压舌板放在两唇中间用力抿住,保持10秒,连续做3组。小孩愿意随时做,次数不限。

2. **孩子存在把第三声说成第二声的类似情况时的训练方法** 父母进行分辨拼音中四个声调的训练。可以使用手势演示第三声和第二声的区别,如第三声按照V形先下后上,第二声按照"/"形向上,一边演示一边发音。

3. **孩子2岁后频繁流口水的训练方法** 父母可以让孩子将舌头伸出口外,在口唇周围涂蜂蜜或者是孩子喜欢的食物,让孩子用舌头上下左右或转圈,同时锻炼嘟嘴,咂舌,吹气,或者舌头在口腔内做绕圈状,父母用食指、中指、无名指轻柔快熟叩击口腔周围的肌肉。每天做三组,每次 20 分钟左右。

(二)常见语言障碍的家庭康复训练

语言障碍一般是孩子到了说话的年龄还不会说话,可能会伴随智力落后,但构音器官一般正常。这类孩子除了需要进行语言训练外,还需要增加智力、认知的训练,如"感觉孩子什么都懂,但就是不说话"。

语言发育迟缓常见的表现之一是表达性语言障碍,即孩子能听懂别人说的话,但是表达不出来;语言发育迟缓另一表现就是感受性语言表达障碍,即孩子对别人说过的话无法理解,且表达受到限制。语言发育障碍的孩子在学前阶段可无明显的情绪异常,但上学后可能由于语言交流困难,而导致焦虑、退缩等行为问题。

1. 引导孩子主动开口说话

(1)需求引导法。把孩子喜欢的物品放在其能够看见但够不着的地方,当孩子想拿但拿不到时,就会产生沟通的需求,这个时候可以让孩子通过语言提出自己的要求。

(2)故意装傻。当孩子出现用行为表达需求时,父母心里知道是什么意思,但这个时候可以装作不知道,故意曲解其意思,并辅助正确的语言示范,让孩子意识到沟通的重要性,只要一说对可以立即满足孩子的需求。

(3)故意缺失。在进行一个活动时,故意对其中的某些物件进行缺失,引导孩子主动提出需求。如在用餐的时候,不给孩子拿筷子,引导其说出对筷子的需求语言。

(4)中断法。正在和孩子进行一项游戏或活动,在其最开心的时候突然中断,这个时候孩子会看着妈妈,再引导孩子说出想继续玩的语言需求。

（5）故意拖延。当给孩子提供一种需求时，不着急及时满足，故意拖延满足时间，等到孩子使用语言沟通时再给他。

（6）控制需求的满足度。当孩子喜欢玩某种游戏或吃某种零食时，不要一次性充分满足，留有余地。如限制玩游戏的时间或零食的数量，保持一定的需求度。

（7）对孩子的需求设立障碍，制造新的需求。当孩子进行一个游戏或想吃到的零食，在满足前可以设置相应的障碍，必须排除障碍后才能得到满足，引导孩子发出语言的沟通。

2. 家庭干预训练的具体方法

（1）视觉的追踪——对视训练，拿儿童喜欢的物品或食物，放在儿童的眼前，移向不同的方向，吸引儿童的目光对视。

（2）对事物持续记忆的训练，想让儿童注视一件感兴趣的物品后，可用布遮住让孩子去找，让他认识理解到布下面的东西仍在，尽量吸引小孩的注意力，这样他就会多听你说。

3. 培养孩子的主动语言，父母需要在日常生活这样做

（1）语速要缓慢、语言要简洁。在与孩子对话时，要站在孩子的角度引导孩子说话，说话时语速要放慢一点，吐词要清晰一点，引导语要降低难度，简洁易懂。

（2）要反复练习。要带着孩子反复练习一句话，这是孩子熟练运用语言的第一步。

（3）在场景中练习。注意将孩子已经学会了的语言运用到日常生活中，如见到他人要打招呼、说再见等。

（4）长期坚持是语言康复训练的重要组成部分，日常的语言交流和游戏可以刺激语言中枢，提高语言表达和理解的能力。

第七章

"笨"孩子,也能"养"出聪明伶俐

——智力障碍儿童的家庭养育照护

　　"聪明伶俐"可能是我们听过的对孩子最多祝福语之一了。有的孩子天生有颗"七窍玲珑心",而有的孩子却总有那么"一窍"不通。该怎么办呢? 0 ～ 6 岁是儿童智力发育的关键时期,科学合理的家庭养育照护也能让你的孩子不再"笨"。

第一节 0~6岁儿童智力发育规律

我们经常听人说某人"很聪明，智力高"或者"智商高"。究竟什么是智力？它与智商是一回事吗？

一、认识智力

智力，顾名思义，它指的是一种能力。什么能力？简单地说就是一个人在生活中的学习能力，它包括：认识和理解客观事物的能力；运用知识、经验等解决问题的能力（包括记忆、观察、想象、思考、判断等）；社会生活能力，即人类适应外界环境赖以生存的能力。而智商，则是运用专家开发的标准测试量表检测智力后用于表示智力水平高低的数值。两者是不同的两个概念。

智力在儿童健康发展中扮演着非常重要的角色，智力发展越好，儿童学习成绩越可能在同龄人中脱颖而出。随着社会和时代的发展，儿童所面对的环境越来越多变，智力发展可以提高儿童的适应能力，在不断变化的环境中获得越来越多的社会价值，从而促进个人的全面发展。

二、0~6岁儿童智力发育特点

0～6岁儿童智力发育水平主要从大运动、精细运动、语言、适应能力、社会行为五个能区进行评价,不同月龄的孩子智力发育具有不同的特点。

1月龄:俯卧位时头部可以瞬间抬起,扶肩部坐起时可以竖头片刻;双手自然握拳状态,触碰手掌时会紧握拳;红球吸引时,视线可以跟随红球过中线;会发出细小喉音,听到声音有反应;会注视发出声音的人,眼睛会跟踪走动的人。

2月龄:俯卧位时头部可以抬离床面,拉腕坐起时可短时竖头;双手可以握住玩具片刻,拇指轻微内扣,可以分开;眼睛可跟随红球上下移动,会注意大玩具;可以发出"a、o、e"等单韵母音,听到声音时有反应;会自发微笑,逗引时有反应。

3月龄:俯卧位时头部可以抬离床面达到45度,抱直头可竖稳;双手可握住玩具约30秒;眼睛可跟随红球转动约180度,会注意胸前的玩具;可以笑出声;看到人会微笑。

4月龄:俯卧位时头部可以抬离床面达到90度,扶腋下时可站立片刻;会摇动并注视手中玩具,看到周边有玩具时会试图抓取;有目光对视,会大声叫;会寻找到声源;会认亲人。

5月龄:可独坐,独坐时头身稍前倾,仰卧位时轻拉手腕可坐起;可抓住附近的玩具,可以拿住一块积木的同时注视另一块积木,会玩具换手;会对人或物品发出声音;见到食物时会兴奋。

6月龄:仰卧位会翻身;会撕揉纸张,可以扒弄到桌上的积木;会寻找失落的玩具,可以两手拿住积木;叫名字会转头;可以自喂食物,会躲猫猫。

7月龄:可独坐直;可以扒弄到桌上的小丸;会伸手够远处玩具;可以发出"dada、mama"音;会认生人,依恋父母,要求抱抱。

8月龄:独坐自如,双手扶物可站立;会用拇指和其他手指捏小丸;会有意识摇动玩具;会模仿声音,懂得成人的面部表情含义;有痛觉,对香味有反应,对温度有感觉。

9月龄:会爬,拉双手时会走;可以用拇食指捏小丸;会积木对敲;会表示欢迎、再见;会表示不要,与家人有眼神交流。

10月龄:可以自己坐起;拇食指捏取动作熟练;会寻找藏在盒子里的东西;懂得常见物品的名称和人的称谓,会按简单指令抓取东西,可以模仿发出语声。

11月龄:可独站片刻,会扶住物体下蹲取玩具;会将积木放入杯中;可以打开方巾找积木;会有意识发单个字音;会摘帽子。

12月龄:独站稳,牵一手时可走;会全手掌握笔;会盖瓶盖;有意识叫人,要东西知道给;会配合穿衣,有共同注意。

15月龄:独走自如;会自发乱画,可以从瓶中拿到小丸;会盖圆盖,会翻书2次;会指身体常见部位,会说3～5个字;会脱袜子;会表示同意或不同意。

18月龄:会扔球;可以模仿画道道;可以搭高积木4块;语言发育逐渐完善,会说10个以内的字词;白天基本能控制小便,会用勺子;语言发育逐渐完善,可以自行完成运动。

21月龄:可以扶墙上楼;会模仿拉拉链,可以用水晶线穿扣眼;可以积木搭高7～8块;知道红色;可以回答简单的问题,会说3～5个字的句子;对声音有反应,会用语言表示个人需求。

24月龄:可以双脚跳离地面;会一页一页翻书;会说两句以上诗词或儿歌;会说常见物品用途;会打招呼,有极强的求知欲,会问

"这是什么?",能独立吃饭,大小便已经完全能够自我控制了。

27月龄:可以独自上下楼梯;会模仿画竖道;认识大小;会说7～10个字的句子,可以理解并执行简单指令;会脱单衣或裤,有是非观念;探索欲望增强,喜欢拆卸玩具。

30月龄:可用单脚站立约2秒;会模仿搭桥;知道1与许多;可以说出自己的名字;可以随意走动,会用语言表达自己内心的想法。

33月龄:会立定跳远;模仿画画;积木搭高10块;会模仿大人,能说出一至两位家庭成员的名字;可以说出性别;分清里外;会穿鞋、解扣子。

36月龄:会双脚交替跳;模仿画交叉线;会拧螺丝;认识两种颜色;发音基本清楚;懂得饿了、冷了、累了;会扣扣子;会拍球、抓球、滚球、骑三轮车等。

42月龄:可以双脚交替迈步上楼,会并脚从梯级末级跳下一级;会拼圆形、正方形;会用剪刀;可以认识四种颜色;会说反义词;会穿上衣;会经常使用"谁""什么""哪里"等词汇来问问题。已经具备了基本的运动能力和自理能力。

48月龄:可以单脚站立约5秒;会模仿画方形,按照图组装螺丝;模仿说复合句;分辨男女厕所,会做集体游戏;能重复10个字句长的句子。

54月龄:可以单脚站立约10秒;折纸边角整齐,会用筷子夹花生米;会漱口,认识数字;懂得上午、下午;会数手指;能连贯地讲述所经历的事物。

60月龄:会单脚跳;可以照图拼椭圆形,试剪圆形,可以说出两种圆形的东西;可以回答"你姓什么?""你家住在哪里?"可以连贯地讲述所经历的事情;能数到10个数;知道物品的用途。

66月龄：会接球；会写自己的名字，会剪平滑的圆形，给图形染上各种颜色；会十字切苹果；知道自己属相，会倒数数字；知道人为什么要走人行横道。

72月龄：会抱肘连续跳；可以拼长方形，临摹组合图形；知道左和右；会描述图画内容；可以回答一年有哪四个季节；会扮演角色游戏，模仿大人的语气讲话。

专家提醒

如果父母发现自己的孩子智力发展的月龄与上述表现明显不符，可能存在智力障碍，建议尽早带孩子到专科医院进行早期筛查和诊治。

第二节 "笨"孩子与智力障碍

"别人家的孩子为什么会那么聪明?"这是一部分爸爸妈妈们经常挂在嘴边的一句话。在这个竞争日益激烈的社会,想要立于不败之地,"智力"似乎是个无法回避的问题。

一、认识智力障碍

> 程程(化名)说话晚,3岁的时候才会说简单的字词,4岁说简单句子但口齿不清。5岁时,幼儿园老师总是向家长反映:其他小朋友已经会简单的识数、识字,甚至背诵古诗了,程程啥也学不会。意识到问题严重性的家长只得带程程去医院检查,结果发现他的智力水平远低于同龄儿童,被诊断为:智力障碍。

正如"这个世界上没有两个完全一样的人"一样,每个孩子的智力水平也是不同的,有高有低。其实,在现实社会中,从小具备"天才"资质的儿童可谓凤毛麟角,绝大部分的孩子"资质平平",即智力处于普通水平。但还有一部分孩子,他们即使很努力学习,成绩也不理想,生活能力差,总给人一种"憨憨的""笨笨的"的感觉,在人数上,他们约占了我国 0 ～ 14 岁儿童的 1.2%,这部分儿童就是智力障碍儿童。

热搜关键词

智力障碍:也叫智力低下或者智力残疾,指一个人的智力明显低于同龄人水平,且社会适应行为(即适应日常生活的概念性、社会性和实用性技能)的能力较低。智力障碍主要发生在18岁之前的儿童。

二、智力障碍的病因

同样是孩子,为什么有的聪明,而有的则会出现智力障碍呢?

其实,导致儿童发生智力障碍的因素很多,也很复杂。如,孕前和孕期,可能与长期接触可能导致各种发育畸形的药物或其他环境中的铅、汞、辐射等有毒有害物质有关;分娩期,可能与胎儿缺氧、窒息、颅内出血、早产、低出生体重等有关;新生儿期,如果孩子发生了严重的核黄疸而影响中枢神经系统发育,导致智力障碍。此外,部分中重度智力障碍的孩子,可能与遗传有关,比如染色体异常、基因的缺失或重复以及基因突变等。

三、智力障碍的分级

根据智力测试和适应能力评价结果,医学专家将智力障碍分为四级:50～69分为轻度智力障碍,35～49分为中度智力障碍,20～34分为重度智力障碍,低于20分为极重度智力障碍。

（一）轻度智力障碍：智力测试分数 50～69 分，占智力障碍的 80%～85%

这类孩子早期不易被发现，在婴幼儿期可能有语言发育迟缓，部分孩子复杂动作协调困难，一般没有明显躯体和神经系统发育异常。大部分孩子在幼儿园或入学后发现有学习困难，勉强可达小学毕业水平。语言发育虽稍落后，但可以进简单交流，成年后适应职业、社交能力及社会能力偏低，对环境变化缺乏应付能力，在计算、读写、应用抽象思维方面有困难，可从事简单的劳作和技术性操作。

（二）中度智力障碍：智力测试分数 35～49 分，占智力障碍的 10%～20%

这类孩子在婴幼儿期语言和运动发育明显落后于同龄儿童；在学龄前期表现为学习能力低下，很少升到三年级，可进行简单的语言交流，较复杂的内容表达有困难；部分伴有躯体发育缺陷和神经系统异常，一些日常活动需要家人辅助进行，反复训练可从事简单非技术性工作。

（三）重度智力障碍：智力测试分数 20～34 分，占智力障碍的 10% 以内

这类孩子一般在生后 3～6 个月出现明显的精神运动发育落后，部分孩子伴有先天性躯体畸形和神经系统异常，运动和语言能力差，呈愚钝特殊面容，学习困难，理解能力差，仅能学会简单语句，生活不能自理。

（四）极重度智力障碍：智力测试分数在 20 分以下，较为罕见

这类孩子一般在出生时即有明显的先天性躯体畸形和神经系统异常，没有语言表达能力，不能识别亲人，一般不能学会走路和说话，理解能力差，缺乏生活自理能力，生活完全需要他人照顾。

专家提醒

如果父母发现孩子确实存在智力障碍的表现，建议尽早带孩子到专科医院进行早期诊治。

第三节 智力障碍儿童家庭养育照护要点

俗话说"望子成龙,望女成凤",每一位父母都希望自己的孩子聪明伶俐。但并不是每一位父母的这一希望都能实现,当某一天孩子被诊断为"智力障碍"。作为孩子的父母,我们怎么办呢?

一、积极心态,呵护孩子健康成长

(一)调整心态,理智面对现实

我们首先需要整理好自己的心态,理智面对自己孩子是特殊儿童这一事实。儿童早期的异常行为和表现往往是父母最先发现,父母可以从儿童的外表、异常行为表现、发育速度等方面发现智力落后迹象,因此在家庭养育中,父母在调整好自己心态的同时,也需要了解智力障碍的相关知识,如智力障碍的表现、原因和治疗方法,以便更好地关注和照顾孩子。

(二)家庭动员,共同呵护孩子

智力障碍儿童父母不仅要做好面对智力障碍儿童的心理调适,还要帮助其他家庭成员,包括长辈、智力障碍儿童同胞手足的心理调适,智力障碍儿童的出现对他们也是一个很大的冲击,因为他们可能要承担部分照顾智力障碍儿童的责任,也需要来自父母的关注。父母及家庭成员共同参与到教育康复中，可以促进智力障碍儿童的全面、健康发展。

（三）树立信心，争取最佳康复效果

在智力障碍儿童的家庭中单亲家庭、留守儿童家庭比较多，父母在家庭教育中的参与程度低，对孩子缺乏了解，疏于对孩子的教育，更有父母常年见不到孩子，家庭教育成了爷爷奶奶的责任。自身的缺陷导致智力障碍儿童在心理上容易自卑、胆怯、害羞、不愿意与人交往，建议父母积极引导孩子参与社会生活，避免孩子出现早期社会化的困难，甚至出现反社会人格。

二、科学养育，陪伴他慢慢成长

（一）合理的喂养

1. 部分智力障碍儿童往往存在吞咽困难的情况，父母应该选择软烂、易于咀嚼和吞咽的食物。同时，要注意控制食物的温度和咸淡程度，以免刺激孩子的口腔和胃肠道。如果孩子存在过敏或特殊饮食需求，父母应该及时与医生或营养师沟通，寻求专业的建议和指导。

2. 定时、定量饮食、饮水。由于智力障碍儿童在内脏感觉方面比较迟钝，对饥、渴、躯体的不适感等的感受性降低，如渴了或饿了，喝得过多或吃得过饱，不能很及时的准确表达自己的诉求。这就非常需要熟悉了解智力障碍儿童日常的生活规律和需求，合理安排智力障碍儿童的饮食规律，保证定时定量，避免暴饮暴食或长时间饥饿。

3. 加强营养，保持饮食平衡，多样化摄入各类食物，避免挑食、

偏食等不良饮食习惯。给孩子多吃有利于大脑和身体发育的富含蛋白质、维生素和各种微量元素的食物。

4. 注意食物的口味调节。一般的智力障碍儿童嗅觉与味觉与正常儿童无明显差异,但有些儿童分不清咸淡,闻不出酒味、醋和酱油三者的区别,严重的智力障碍儿童其嗅觉和味觉可能缺失。因此,智力障碍儿童进食前,父母可以先品尝一下食物的味道,合适后再进行喂养。

5. 注意饮食安全,避免摄入有毒、有害、污染的食物,如重金属污染的鱼类、高农残的蔬菜等。

（二）多关注孩子的身心健康

1. 智力障碍儿童容易出现身体各方面的功能障碍,如患上癫痫、听觉问题、先天性心脏缺陷及代谢性疾病等,对康复训练疗效有不利影响。所以,父母一定要观察并记录智力障碍儿童的身体状况,在照护过程中更仔细、更耐心,通过定期的体检、观察,掌握其身体整体的健康状况。

2. 智力障碍儿童容易出现精神情感方面的障碍。智力障碍越严重,其心理问题也越严重。

热搜问题

智力障碍儿童有哪些常见心理问题?

学习动机缺乏,由于受到的赞美或肯定少以及过多遭受失败的经历,导致他们仅依靠别人的意志来行事,不愿意主动学习。

需要发展不平衡,一方面缺乏对认知活动的兴趣和需求,另一方面表现出对一些简单生理需要的亢奋情绪。

不正确的自我评价。别人表扬就沾沾自喜，别人批评就沮丧，偏激的心理状态。容易产生两种极端心理：一种是极易产生冲动和攻击性行为，另一种是恐惧、胆怯、孤僻和退却心理。

作为父母，一定要关注并了解自己孩子的心理状况，注意多倾听、多沟通，多鼓励，多用情感去温暖孩子的内心，告诉孩子，父母永远是其最坚强的后盾。当孩子出现一些极端、错误的行为时，要及时制止，并正确引导。

（三）为孩子创造一个促进康复的家庭环境

1. 避免"圈养"。父母要给予更多的关爱和家庭的温暖，尊重、亲近孩子，多给予平等参加家庭生活的机会和权利。如：一起说话交流、参与家庭事务、做力所能及的家务劳动、外出社交活动等，和谐的家庭生活有利于智力障碍儿童的教育与成长。

2. 进行科学适合的教育和康复训练。基本生活技能训练：如进食、穿衣、如厕训练等；接受行为治疗，帮助孩子减少消极的行为模式，代以更具有功能性的行为。此外，父母可以经常将孩子带出去，深入社会公共环境中不断学习，丰富孩子的社会生活经验。

（四）家庭教育和家庭康复训练要点

1. 父母可以通过专业机构了解康复治疗的方案，与治疗师沟通训练的情况，制订个别训练计划。树立长时间治疗的耐心和信心，坚持家庭训练，充分利用日常生活场景，把训练结合到日常生活活动中，鼓励孩子多与周围的人交流，促进语言、智力、行为、心理等方面的提升，多表扬鼓励孩子，维护其自尊心。

2. 保证孩子每天有充足的睡眠,情绪稳定,身体健康,确保康复治疗顺利进行。提前带孩子熟悉康复训练的老师、环境,避免因陌生的人和环境导致的情绪、心里不安。做好每天训练时间的计划安排,严格遵守各类训练时间,并积极配合治疗师训练,在家延续和巩固训练成果。

3. **智力障碍儿童的感知觉训练** 智力障碍儿童的各种感觉一般比较迟钝,包括视觉、听觉、触觉、痛觉、温度觉、动觉、平衡觉等。所以在家庭训练中,父母要注意对每个项目都要进行反复练习。多肯定和鼓励孩子,增强孩子对项目学习的好奇心和兴趣。

4. **加强注意力的训练** 智力障碍儿童的注意稳定性差,并且难以转移;注意范围窄,难以在单位时间内注意到多个对象;不能将注意力从一个任务转向另一个任务,使得他们理解指导和学习模仿能力差。智力落后儿童的注意有情绪色彩,对直观具体事物易引起注意,所以训练中可以不断变换刺激的方式,引起他们的注意,但不能在同一时间内呈现多个刺激。

5. **反复练习,增强记忆** 在对智力障碍儿童的家庭康复训练中,建议父母首先采取反复练习的方法,让孩子熟悉,然后在此基础上进行一些与之有关的联系进行解说,加深记忆。

热搜问题

智障儿童的记忆有哪些特点?

1. 识记缓慢,记忆容量小,保持差,易遗忘。

2. 不善于或不能将学习的内容进行组织、编码、加工,只是机械地重复。

3. 记忆目的性欠缺,有意识记差。

4. 一般运动记忆容易激起他们的情绪活动，记忆效果好。

5. 形象记忆略差。

6. 机械识记（即"强记"）相对较好。

6. 培养语言交流能力 智力障碍儿童在语言发展方面，存在语音、词汇发展、语法发展、语用发展和非言语交际障碍。父母可

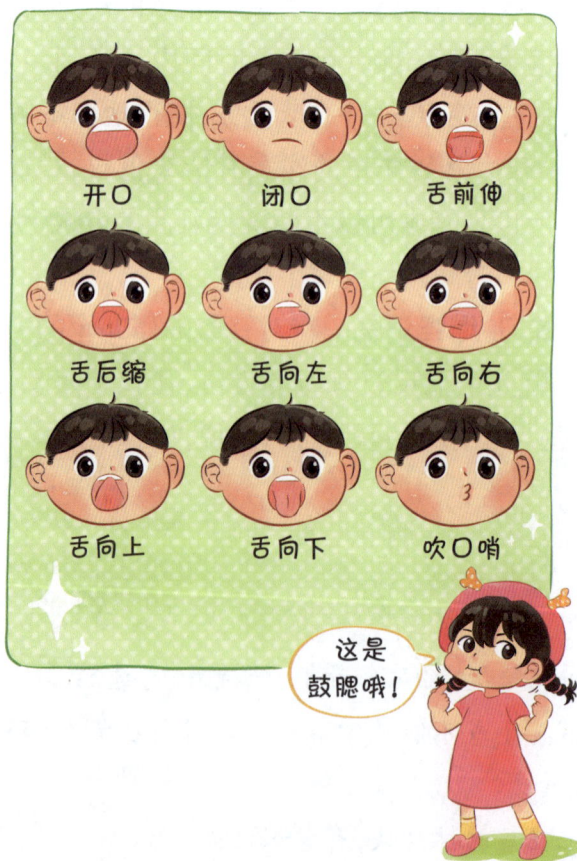

开口	闭口	舌前伸
舌后缩	舌向左	舌向右
舌向上	舌向下	吹口哨

这是鼓腮哦！

以进行口的开闭,舌的前后、左右、上下及吹口哨、鼓腮等运动,改善在发音结构方面的问题;可以面对面地教孩子正确的拼音字母发音,逐步纠正错误的发音;教会孩子使用常见的各类词性,如生活中的物品名称指认,还比如:妈妈、爸爸、阿姨、我、吃等;对自己需求的表达语言,如我要吃饭、我想出去玩;在不同生活场景教会孩子怎样与人简单的交流等,这样孩子体会到和别人简单交流的快感,才能逐渐主动模仿学习。

7. 为孩子提供更多锻炼机会,以提高生活自理能力。对孩子进行包括吃饭、喝水、穿衣、大小便排泄等日常能力训练;带孩子参加适当的集体活动,有利于智力提升。智力障碍儿童往往依赖成人照顾的时期要比正常儿童长,因此父母可以通过抓住生活中的小事,进行持续性教育,鼓励孩子独立完成部分生活,切勿大包大揽。

第八章
帮助孩子听见美好声音
——听力障碍儿童的家庭养育照护

　　听力障碍，是导致语言交流障碍的常见疾病，是人类最大的苦难之一。"耳聪目明"是父母们对自己孩子的期望，了解相关育儿知识，有利于早期发现听力障碍，早期干预对听力障碍儿童的听力语言功能发展至关重要。

第一节　0~6岁儿童听力发育规律

蝉鸣、鸟啼、蛙叫、婴儿咯咯咯的笑声、妈妈轻轻呼唤……这些大自然中美丽的声音,能被我们听到,离不开人体一对叫"耳朵"的器官。

一、我们是这样听见声音的

(一)声音接收器——耳朵

经常听人说某人"五官端正",和眼睛一样,耳朵也是人五官中非常重要的器官。千万别瞧不起这对像贝壳一样长在我们头部两侧的小东西,它们号称"声音接收器",能够精准捕捉来自四面八方的声音信息。

人的耳朵主要由外耳、中耳和内耳三部分组成。外耳包括耳廓和外耳道,以鼓膜和中耳相分隔。中耳内有由锤骨、砧骨和镫骨连接成的听骨链,构成鼓膜与内耳之间的机械联系。内耳由复杂的管道组成,主要含有听觉与位置觉的重要感受装置——耳蜗、前庭和半规管。

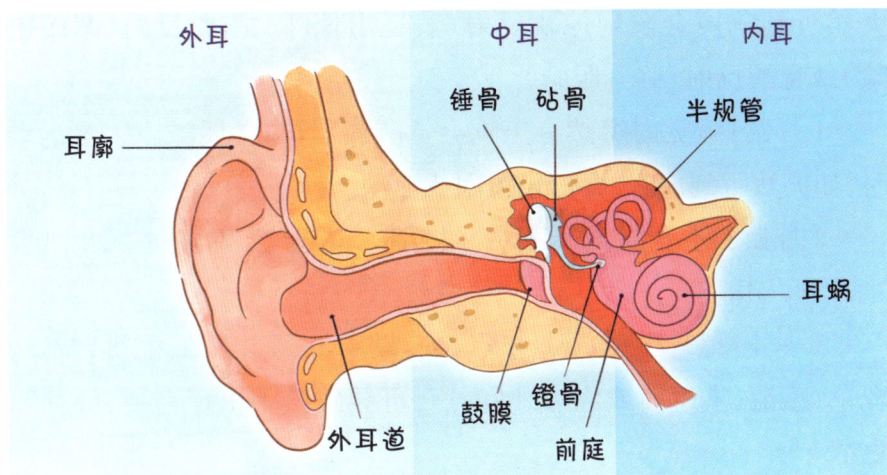

外耳　　　　**中耳**　　　　**内耳**

锤骨　砧骨

半规管

耳廓

耳蜗

鼓膜　镫骨

外耳道

前庭

人耳结构图

（二）耳朵与大脑的"音乐派对"——听觉形成

听觉的形成，更像是耳朵与大脑开的一次"音乐派对"。首先，耳朵这对"声音接收器"不停歇地捕捉周围的声音信息。这些声音信息就像精灵一样，在空中飞舞、跳跃。"声音精灵"一旦被耳朵捕捉到，先通过耳廓，再进入到一条"声音隧道"——外耳道，传递给鼓膜。鼓膜就像一面小鼓，被不断进入的"声音精灵"们敲打而产生振动。鼓膜的振动带动了听骨链的机械振动，再将声音传递给内耳的耳蜗，耳蜗是一个"声音转换器"，它能将声音振动转换成神经信号，由听神经传入大脑，形成听觉。于是，我们便能听见来自大自然的各种美妙声音了！

二、0～6岁儿童听力发育规律

新生儿：宝宝刚出生时就具备听力，但听力较差，这个阶段如突然听到响声会出现惊跳反射（表现出惊吓）、眼睑反射（紧闭眼睑）或觉醒反射（睁开眼睛）。

1月龄：睡觉时突然有声响会觉醒或哭泣；在哭喊或手足运动时，如突然听到声音，会停止哭闹或活动。

2月龄：对不同声音有不同反应，可能会高兴地发出"啊""哦""呜"声。

3～4月龄：出现听觉定向，会转动头部寻找声源；能辨别不同音色、感情；哄逗声或歌声、吵闹声，可导致孩子出现喜悦、厌恶等表情。

5～6月龄：可定位声源，能分辨音量的大小；对有趣的声音表现出兴趣；可与声音互动，作出语言回应，如发出咿咿呀呀的短语。

7～8月龄：能分辨自己和别人的发音；初步将声音和表达内容建立联系；出现语言听觉，开始注意说话者口型。

9月龄：能区分声音的高低，如弹玩具钢琴时会专门弹高音；可爬向邻近有声音的房间或呼叫者。

10～11月龄：声音定位能力良好，会寻找视野外的声源；会通过接收的声音信息模仿发音，如说"妈妈""爸爸""奶奶"等。

12～15月龄：能按照询问指认物品、能指认熟悉的人和物；能作出简单表达，可按照简单的言语指示行事。

18月龄：听觉理解能力增强，逐渐听懂句子，对简单的故事产生兴趣；用单词或短语表达自己的需求；例如：抱抱。

2岁：理解指令更好，会说一些简单句，例如：妈妈抱我。

3岁：能听懂简单问题；语言发展飞速，词汇丰富起来，能够学会一些复合句；能够唱儿歌，叙述简单的事情。

4～5岁：能辨别语音的微小差别。

6岁：熟练辨别本民族语言所包括的各种语音。

三、重视听力筛查,早期发现听力障碍

每1000个孩子中,有1～3个会有先天性听力障碍,对新生儿进行听力筛查并在婴幼儿生长发育过程中对其听力语言状况跟踪随访,是早期发现听力障碍的重要措施。

一般来说,孩子在出生后的3天内应进行初次听力筛查,筛查未通过者应在42天内进行复筛,如果仍然未通过应在3月龄时进行诊断性听力检查,对于有高危因素的新生儿,如早产、高黄疸、出生体重不足1500克等,即使通过听力筛查仍应结合听力行为观察法,密切关注。

四、让宝宝远离听力损害

(一)预防中耳炎

婴幼儿咽鼓管短、平、宽、直,到7岁左右发育成熟。所以,对于学龄前和学龄期的儿童而言,中耳炎是最常见的听力损失原因,主要表现为耳痛、耳闷、听力下降等。在婴儿时期,父母应使用合理科学的喂养方法,避免呛奶导致的咽鼓管逆行中耳感染。

(二)预防传染病

儿童时期的一些常见传染病,如麻疹、腮腺炎、脑膜炎,也有可能导致永久性听力损失,需要重点预防。

（三）有问题及时就医

日常生活中，父母应多关注宝宝对声音的反应，如果怀疑有听力问题应及时就医治疗。

小贴士

亲子游戏——找声音

3月龄孩子开始出现听觉定位，孩子在听到感兴趣的声音时，会有意识地将脸转向声源，当声源移动时，孩子也会跟随寻找。父母可以在孩子视线范围外利用合适的言语声或玩具声来吸引孩子转头寻找，当孩子找到声源时，应当给予奖励，如微笑、语言和抱抱等，以表达"做对了"的意思，这个游戏可以有效刺激孩子的听觉系统。

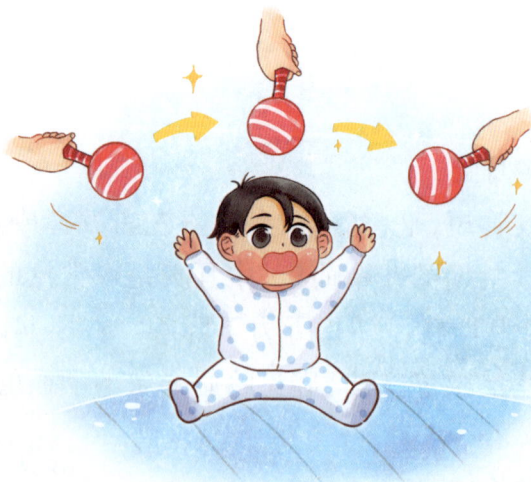

第二节 喧闹世界里的"静音之地"
——听力障碍

我们生活的世界不仅色彩斑斓,而且还有各种美妙的声音。这些声音像精灵一样被耳朵这个"声音接收器"所收集,通过一系列传递过程,最后到达大脑,让我们产生听觉。在此过程中,如果其中任何一个环节出现问题,都可能导致我们"听不清"或者"听不见"。

一、认识听力障碍

细心的吴女士发现1个月大的儿子牛牛(化名)对声音几乎没有反应,比如,牛牛在睡觉的时候喊不醒,也不会因周围巨大的声响而惊慌。到医院进行专业的检查后发现牛牛竟然患有"听力障碍",这一结果让吴女士几乎崩溃。

听力障碍即听力损失,包括先天性听力障碍和后天性听力障碍两大类。

(一)先天性听力障碍

先天性听力障碍,即孩子出生时或者出生后不久就出现的听力障碍,是常见的出生缺陷之一,它对孩子的健康危害不仅仅是致

"聋",还可以致"哑"。导致先天性听力障碍的原因复杂,常见的有下列因素。

1. 遗传因素 染色体或基因异常导致听力障碍。

2. 孕期因素 在妊娠期间,由于母亲受到感染、射线、抽烟酗酒、药物等因素的影响,可能对胚胎的听觉系统造成损伤,进而导致孩子听力异常。

3. 分娩因素 早产、体重过轻、出生时窒息缺氧等因素可能损伤胎儿听力。

(二)后天性听力障碍

与先天性听力障碍不同的是,后天性听力障碍的孩子在出生时听力是正常的,但在孩子成长的过程中,由于疾病、接触有毒有害物质及环境、不健康生活方式等原因导致听力障碍。常见病因有:

1. 药物因素 链霉素、庆大霉素、水杨酸、顺铂等药物可能引起听力下降。

2. 感染因素 中耳炎、脑脊膜炎、腮腺炎、巨细胞病毒感染、风疹病毒感染等均有可能损伤听力。

3. 外伤 爆震伤、骨折等因损伤耳部结构而引起听力下降。

4. 噪声 长期持续接触噪声刺激(一般指 85 分贝及以上)可能引起听力下降。

5. 全身系统疾病 心血管疾病、免疫性疾病等疾病(如糖尿病、甲状腺功能减退、肾炎、白血病等)也可能引起听力下降。

6. 突发性耳聋 72 小时内突然发生的、原因不明的听力下降。

7. 其他原因 如梅尼埃病、耳硬化症、听神经瘤等。

(三)听力障碍的分度

听力障碍有程度之分,也就是说同为"耳聋",有些人可能连打雷的声音都完全听不到,而有些人则只是听不到生活中的一部分声音,这就是"听力障碍"的分度。听力障碍的程度不同,对人们的影响不同,对应的治疗方案也不同。

分贝是描述声音大小的计量单位。世界卫生组织根据听力障碍患者能听到的最小分贝值,将听力障碍进行分级,详见表 8-1。

表 8-1　2021 年 WHO 听力损失等级和相关听力经验

分级	好耳的听力阈值(dB)	多数成年人在安静环境下的听力体验	多数成年人在噪声环境下的听力体验
正常听力	< 20 dB	听声音没有问题	听声音没有或几乎没有问题
轻度听力损失	20 至 < 35 dB	谈话没有问题	可能听不清谈话声
中度听力损失	35 至 < 50 dB	可能听不清谈话声	在谈话中有困难
中重度听力损失	50 至 < 65 dB	在谈话中困难,提高音量后可以正常交流	大部分谈话都很困难
重度听力损失	65 至 < 80 dB	谈话大部分内容都听不到,即便提高音量也不能改善	参与谈话非常困难
极重度听力损失	80 至 < 95 dB	听到声音极度困难	听不到谈话声
完全听力损失/全聋	≥ 95 dB	听不到言语声和大部分环境声	听不到言语声和大部分环境声
单侧聋	好耳 < 20 dB 差耳 ≥ 35 dB	除非声音靠近较差的耳朵,否则不会有问题。可能存在声源定位困难	可能在言语声、对话和声源定位中存在困难

值得注意的是:想要明确婴幼儿的听力情况,不能依靠父母的主观判断(如观察声音刺激下孩子有无反应、是否追声等),而需要

到专业的医疗机构进行听力学及医学评估。6月龄内婴儿的听力评估主要以电生理测试为主,6月龄以上婴幼儿需要结合行为测听及电生理测试结果。

二、早期发现孩子听力异常

新生儿听力筛查与听力诊断,能够帮助我们早期发现孩子的听力问题,并及时采取干预措施。除此之外,在日常生活中,我们通过密切关注孩子的语言发展情况,并细心甄别,也能早期发现孩子是否存在听力异常。正常听力儿童与听障儿童言语发育的不同特点,详见表8-2。

表 8-2　听力正常儿童与听障儿童言语发育的不同点

语言	正常儿	听障患儿
过渡嗬语(a-a-a-)	3～6月龄	3～25月龄
标准嗬语(bababa)	6～10月龄	15～30月龄或无
有意语(baba、爸爸)	11～13月龄	24～40月龄或无
爸爸走	16～20月龄	30～48月龄或无
爸爸去上班	20～30月龄	36～56月龄或无

三、听力障碍的治疗

(一)常见治疗方法

1. 保守治疗　常见的保守治疗方案有药物治疗(如突发性耳

聋、中耳炎等)、经颅磁、高压氧疗以及针灸、穴位敷贴等中医传统治疗方法。

2. 手术治疗　一些外、中耳畸形导致的传导性耳聋,可通过相应部位的手术解决。

3. 助听器　通过佩戴助听器使孩子听到原来听不到的声音。

4. 电子耳蜗手术　如果孩子佩戴助听器无效,或被诊断患有极重度耳聋,可考虑接受电子耳蜗手术治疗。

5. 基因治疗　目前针对某些特定基因突变(*OTOF* 基因)已经有相关的基因治疗应用于临床,并取得了良好的效果。

(二)常见问题解答

1. 听障儿童在初次听力补偿(重建)(指佩戴助听器、行耳部手术等治疗)后可以立即正常说话吗?

重度、极重度听障儿童在首次听力补偿(重建)后,并不能立即正常说话。

因为语言的习得是一个循序渐进的过程,听力补偿(重建)是让孩子能听到声音,而理解、说话等还需要配合后续的康复训练,只有这样,才能实现"能听""会说"。

2. 佩戴助听器后需要适应期吗?

需要。

因为从无声到有声,有些幼儿会产生不适、紧张,甚至恐惧的感觉。因此,在适应阶段,助听器音量应由小到大、逐渐达到要求;配戴时间由短到长,开始每天可配戴 2 ~ 3 小时,逐步过渡到全天配戴;训练地点由安静逐渐过渡到比较吵闹的自然环境。适应阶段一般为 2 ~ 4 周,较小的儿童这一阶段可能会更长一些。

3. 助听器日常使用注意事项有哪些?

(1)及时擦拭助听器,保持周围皮肤、头发和助听器的干洁、无汗。

（2）定期检查耳模：如有耳垢、脏物、水珠等堵住出声口、传声通道通气孔时，必须用专用工具清洁；不用酒精清洗耳模，避免二者产生化学作用而腐蚀耳模。

（3）睡前将助听器摘除后，取出电池，放在干燥盒里除湿。

（4）如果较长时间不佩戴，应将电池取出。

（5）洗澡、洗脸时不戴助听器，避免弄湿。

4. 人工耳蜗术后何时进行开机与调试？

手术后 2～4 周可以开机。开机，指由专业的听力学人员为患者配戴、开启体外装置，并调试的过程。在人工耳蜗使用过程中，每隔一段时间需要对患者的耳蜗进行调试，以使患者听到的声音更清晰、更舒适。一般开机后的第 1 个月内每周调机 1 次，之后每半个月或 1 个月调机 1 次，待听力稳定后调试时间的间隔会延长，最终 1 年调机 1 次。

小贴士

亲子游戏——听一听有声音吗？

游戏目的：辨别声音的有无。

用物准备：音乐播放器。

游戏步骤：

1. 为孩子戴好助听器，并根据个体情况调节音乐音量。

2. 父母和孩子一起扮演某种小动物。

3. 音乐响起，父母和孩子一起模仿小动物的动作或在地上爬一爬。

4. 关掉音乐,父母和孩子停止互动,藏在一角或者原地蹲下装睡。

5. 待下一次音乐响起再跳出继续模仿小动物动作。

注意事项:

1. 游戏过程中,父母要让孩子触摸音乐播放器,感受声音的振动,以后逐步让孩子自己凭听觉判断声音的有无。

2. 形式变换　可用鼓、锣等乐器发出声响,让孩子进行判断练习。

3. 加深一步　将音量逐渐调小进行游戏,一方面锻炼孩子注意倾听、仔细判断的能力,一方面了解孩子能听到多小的声音。

第三节　听力障碍儿童家庭养育照护要点

听力障碍给孩子带来的不仅仅是身心健康方面的伤害,更是对一个家庭美好生活的严峻挑战。如何将其带离"静音之地",与其他孩子一样拥有健康、美好的未来,是每一位听力障碍儿童父母的必修功课。

一、重视听力障碍的家庭康复训练

（一）家庭康复训练的重要性

让听力障碍的孩子"能听会说"是所有父母的期待,实现这一目标需要两方面的保障。首先,要通过听力补偿（重建）,确保听障儿童听到清晰、完整的言语及环境声音,使其大脑尽早接受听觉刺激。其次,要通过有计划的教学和日常生活活动,为听力障碍儿童提供以听觉为基础的丰富的适宜其发展水平的口语交流机会。因此,康复训练必不可少。

（二）听力障碍儿童的家庭康复训练原则

1. 随时、随地进行　由于听障儿童大部分时间是和家人在一起,因此家庭康复训练可不受时间、空间的限制,结合真实场景,就地取材,随时展开。如在吃饭、穿衣、洗漱、购物、逛公园时,可以利用真实场景及物品,随时随地开始康复训练。

2. 看到什么教什么 让听力障碍儿童置身于语言学习的现实环境中,自然习得语言。例如吃饭时,让听力障碍儿童认识饭桌上的餐具、菜名,叫家人吃饭;睡觉前,让听力障碍儿童认识床上用品、衣物,理解和学说"脱衣服""穿衣服""叠好被子"等日常生活用语;洗漱时,学说"洗脸""刷牙";洗澡时,学说"洗澡""热水澡"等。

3. 整合力量,促进康复 良好的家庭康复环境能够满足听力障碍儿童的心理需求,整合亲属、社区的多方力量,形成"多对一"的康复训练方式,有利于听力障碍儿童更好、更快地学习、运用语言。

二、为孩子营造一个适宜聆听的环境

1. 每日坚持检查孩子的助听设备,如助听器、人工耳蜗等是否正常工作。

2. 尽量减少家庭中噪声对孩子聆听的干扰。可以在家庭中铺设地毯、加挂厚窗帘,增添一些绒布玩具,与孩子近距离讲话,与孩子说话时关闭门窗、电器等,以减少背景噪音,为孩子创造良好的聆听和学习环境。

3. 做积极的聆听者。父母要对孩子的手势时刻予以语言的回应;全神贯注地聆听孩子讲话;对孩子讲述的话题表示出兴趣;接受孩子的发音水平;重复孩子所讲的话,使其内容更接近想表达的主题;适时打断,插入评论,然后继续与孩子的谈话,为其创造一个有来有往的交流场景。

三、培养孩子口齿清晰、表达准确的说话技巧

希望听力障碍儿童能像其他孩子一样，做到口齿清晰、表达准确，父母甚至家庭中的每一位成员，都需要在与孩子的日常相处中，掌握以下说话技巧：

1. 说话时语速稍缓。
2. 发音清晰有力。
3. 可以使用夸张的语调。
4. 变化你的音量及语调。
5. 使用变化的声调表达你激动的情感。
6. 使用你的表情传递你要让他知道的信息。

四、定期检查

听障儿童的听力水平、助听设备的适配情况及全身状况等均可能随着时间的变化而变化，因此，需要父母定期带孩子到医院接受医学检查和健康评估。

五、资源整合与利用

残联、社群、网络、亲朋好友等都是获得资源和帮助的重要途径。听力障碍儿童家庭可以利用各种渠道，如参加社群活动、康复

训练课程、相关网站等,与其他孩子及父母建立连接,以获得更多的信息。

专家提醒

对听力障碍儿童的康复切忌拔苗助长。父母要重视听、说能力的发展,并遵循儿童听觉、言语及儿童生理、心理的发展规律,将康复训练较好地融入于游戏和各种活动中。同时,要多给予关爱和心理支持,帮助孩子勇敢面对困难和挑战。

小贴士

亲子游戏——学小猫叫

游戏目的:体会气流从鼻子通过的感觉,发好鼻音。

用物准备:小猫头饰两个,小鱼玩具数个。

游戏步骤:

1. 学小猫叫"喵"(用手感觉鼻翼振动),猫妈妈听到小猫叫得对就给小猫吃一条小鱼。

2. 变换形式 学小牛、小羊叫。

3. 加深一步 学习"m、n",正确发出"m、n"作为声母的音。

第九章

为孩子守好"明亮之窗"
——视力障碍儿童的家庭养育照护

　　蓝天白云、绿草红花……是眼睛,让我们看到了多姿多彩的世界。但视力障碍儿童就没有这么幸运了。在"不清晰""不明亮"的世界里,如何让他们感受到温暖和美丽呢?

第一节　0~6岁儿童视力发育规律

人人都知道眼睛是"心灵的窗户"。从出生开始,眼睛就陪伴着我们去认识、理解世界,进而去探索和努力改变世界。但我们真的了解眼睛吗？作为父母,我们又该如何为孩子守护好"明亮之窗",让他们拥有健康、灿烂的未来呢？

一、如果把眼睛比作照相机

相信大家一定见过照相机,即使没有亲自操作过它,也一定有过被拍摄的经验。随着"咔嚓"一声,我们的形象便被定格在照片里。其实,我们的眼睛更像是一台精密的照相机,当外界的光线通过透明的角膜(镜头)进入眼内时,先由虹膜和瞳孔(光圈)来调节光线进入的多少,再通过晶状体(调焦器)进行精准对焦,在视网膜(底片)上进行一系列的反应成像,然后通过视神经(数据传输线)传输进大脑,最终美好的事物在眼前呈现。

在眼睛"拍摄"过程中,作为"底片"的视网膜,其分辨被"拍摄"物体影像的能力,就是视力。如果视力好,你用眼睛"拍摄"出的影像便清晰;相反,如果视力不好,"拍摄"出的影像便模糊不清,甚至无法拍摄。当然,所有的父母都希望自己的孩子有一双明亮的眼睛,不仅"看得见",更要"看得清"。

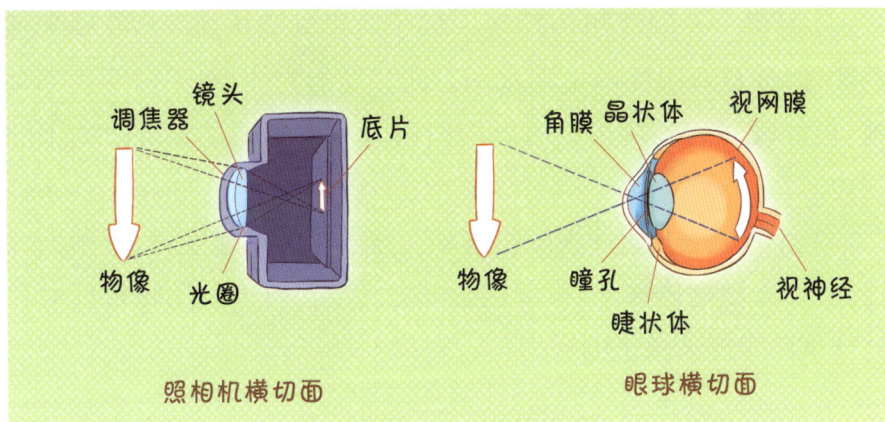

照相机与眼球横切面对比

二、儿童视力发育有规律

人们常说:"拥有好视力,才有好未来。"可见视力对一个人的重要性。作为评价一个人健康的重要指标之一,孩子视力的高低自然受到父母们的关注。0～6岁是儿童视力发育的关键时期,了解并遵循它的发展规律,做好视力保健,是让孩子拥有健康好视力的基础。

(一)婴儿视力发育(0～1岁)

儿童眼球与身体其他器官一样是逐步发育成熟的,婴儿期的眼球较小,眼轴较短,双眼处于远视状态。

新生儿期——只有光感的"视"界。当强光照射出生28天以内孩子的眼睛时,会出现闭眼和皱眉反应(这能测试孩子是否有视力)。由于新生儿还不具备眼球运动的自由控制能力,因此会出现对眼、翻白眼等情况。

1月龄——混沌初"视"界。孩子能模糊辨认30~40厘米远的物体,并且双眼能够追随水平方向移动的物体;对黑白颜色感兴趣,但注视时间不持久。可以用黑白卡片来测试这个阶段孩子的视力。

3月龄——开始注视随物移动。孩子视力迅速发育,开始出现注视,目光随物体移动,头部也会随之转动。可以利用瞬目反射和红球试验来测试孩子的视力。

热搜关键词

瞬目反射:当一个物体突然移近眼睛时,会引起瞬目,即眨眼。这是一种保护性反射。

红球试验:在距离眼前20~30厘米处用直径5厘米的红色小球或颜色鲜艳的玩具缓慢移动,可来回重复2~3次,婴儿有短暂寻找或追随注视红球的表现为正常。

4~6月龄——开启立体视觉。在眼睛的视网膜后极部有一色泽偏黄的横椭圆形区域,叫黄斑区,其中央深色的小凹陷,称为黄斑中心凹,是视觉最敏锐的部位。4~6月龄孩子的黄斑中心凹发育趋于完善,立体视觉开始发育,对物体的远近开始有了认知。这个时期的孩子对色彩鲜艳的事物更感兴趣,可以看到1~2.5米远的物体了(视力可达0.02~0.05)。

6月龄——自主协调转动。孩子眼睛肌肉能够协调运动,不再会出现眼位偏斜的情况了,还能看到2~4米远的物体(视力可达0.04~0.08)。加上6个月孩子已经能坐起的特点,当头和眼睛随物体做较大的转动时,身体也会随之而动,并对色彩鲜艳的玩具等目标物体能注视半分钟。

6～12月龄——聚焦新"视"界。这个阶段孩子的眼睛能像照相机镜头一样开始调焦,想办法看清东西。这是孩子辨别物体物象细微差别能力的发展关键期,注意啦! 这个时候可以多用颜色对比鲜明的图像和玩具进行互动。

（二）幼儿视力发育（1～3岁）

1岁:视力一般可达4.3（0.2）;

2岁:视力一般可达4.6（0.4）;

3岁:视力一般可达4.7（0.5）以上;

这个阶段的孩子能直立行走,开始对远近、前后、左右等立体空间有了更多认识。这时父母可以给孩子准备一些3D玩具,引导孩子视觉从二维向三维转化,激发想象力,如各种插接式的积木、镶嵌式的玩具都会对孩子视力和智力发育有所帮助。

（三）学龄前儿童视力发育（3～6岁）

4岁:视力一般可达4.8（0.6）以上;

5岁:视力一般可达4.9（0.8）以上;

6岁:视力可达成人水平5.0（1.0）;

在3～6岁这个时期,通过视觉,孩子能判断出物体大小、上下、内外、前后、远近等空间概念。这个时候,父母应利用游戏发展孩子的空间视觉能力,如走迷宫、识别各种标志、各国国旗、学识地图、找不同等,还可以让孩子学着使用油画棒、毛笔、橡皮泥等进行绘画或手工训练,将视觉启智和美育教育相结合。

专家提醒

学龄前期是近视的高发期。为预防近视,父母可以督促孩子做好下面两件事：每天 2 小时，或者每周累计 10 ～ 15 小时的户外活动；引导孩子正确用眼，遵循"20-20-20"法则——每近距离用眼 20 分钟，向 20 英尺（6 米）外远眺，保持 20 秒或更长时间。

三、定期视力检查很重要

许多影响 6 岁以内儿童视觉发育的眼病，仅靠父母观察很难发现，只有通过眼外观检查或特殊的眼科设备检查，才能发现。所以定期带孩子进行视力筛查，做到早发现、早治疗，才能让孩子拥有更好的视力，健康成长。详见表 9-1。

表 9-1　0 ～ 6 岁儿童应接受 13 次眼保健和视力检查服务

时期	频次	具体时间
新生儿期	2	新生儿家庭访视和新生儿满月健康管理时
婴儿期	4	3 月龄、6 月龄、8 月龄、12 月龄
1 ～ 3 岁	4	18 月龄、24 月龄、30 月龄、36 月龄
3 ～ 6 岁	3	4 岁、5 岁、6 岁

第二节 "看不清""看不见"的背后
——视力障碍

现在我们知道了,眼睛更像是一台精密的照相机。因为它,我们才能看见蓝天白云、绿树鲜花这些美丽的事物,才能感受多姿多彩的世界。但是,即便是最富经验的摄影师使用最高档的照相机来拍摄,也难免会有"出废片"的时候。而对于眼睛这台"照相机"来说,任何一个"拍摄"环节出现问题,都可能让孩子"看不清"或"看不见",这就是视力障碍。

一、认识视力障碍

> 最近,妈妈发现3岁的童童(化名)走路时总是摔倒,在碰到障碍物时无法进行准确的躲避。拍照时闪光灯照射童童的眼睛发现瞳孔区是白色的,这让妈妈很焦急,经医院检查后,童童被诊断为"先天性白内障",这是儿童视力障碍的一种,需要进行手术治疗。

视力障碍指的是各种原因导致的双眼视力低下或视野缩小,从而影响患者的日常生活。造成视力障碍的原因很多,有眼球本身的问题(如近视、远视或散光),也可能是由于视神经或大脑的问题。

热搜关键词

视野:是指眼向正前方固视时所见的空间范围。距注视点 30 度以内范围的视野称为中心视野,30 度以外范围的视野称为周边视野,视野对工作及生活有很大影响。世界卫生组织规定,视野半径小于 10 度者,即使视力正常也属于盲。

据世界卫生组织估计,通过加强眼保健,80% 的盲人是可避免的,只有 20% 的盲和视力损伤目前尚无有效的预防和治疗方法,但通过低视力康复可以提高生活质量。

二、视力障碍的分类

(一)根据病因分类

1. 先天性视力障碍 我国先天性视力障碍的主要病因,包括家族遗传、近亲结婚、孕期原因以及其他不明原因。

2. 后天性视力障碍 指出生后发生的眼部疾病,如眼球萎缩、角膜病、视神经萎缩、外伤等。造成儿童视力障碍的常见原因包括:白内障、白化病、先天性黑矇、牵牛花综合征、小眼球、严重屈光不正(高度远视、高度近视、高度散光)、弱视、角膜术后、视神经炎等。

（二）根据程度分类

1. 低视力——"看不清"　双眼中好眼的最佳矫正视力为＜0.3而≥0.05，能够或有潜力利用残余视力进行学习、工作等。

低视力患者在日常生活中，尤其是当他们独立生活时，将会面临非常多的困难，即使是做很简单的事情，他们往往比常人花费更长的时间和更多的精力。通常表现为：视物模糊或模糊不清，难以看清细小的物体或字体。需要增大字体或者使用放大镜来帮助阅读和识别物体。对光线敏感，容易受到强光的刺激。可能会影响日常生活活动，如阅读、写作、看电视等。

2. 盲——"看不见"　盲症可以分为完全盲和部分盲两种情况。对日常生活活动有较大影响，需要依赖其他辅助工具和技巧来进行生活。

（1）完全盲：无法感知光线或物体，完全依赖其他感官来获取信息。

（2）部分盲：仍然可以感知光线或物体，但视力极为有限，无法进行正常的视觉活动。

专家提醒

1. 盲或低视力均指双眼而言，若双眼视力不同，则以视力较好的一眼为准。

2. 如仅有一眼为盲或低视力，而另一眼的视力达到或优于0.3，则不属于视力残疾范围。

3. 最佳矫正视力是指以适当镜片矫正所能达到的最好视力，或以针孔镜所测得的视力。

4. 视野＜5度或＜10度者，不论其视力如何均属于盲。

三、孩子有以下表现可能是视力障碍

1. 婴幼儿时期眼睛呈凝视状态,视线不追随人或物。

2. 幼年时期明显症状。固定视物,无法进行目光交流;眼球震颤(为非自主性,眼球有规律的上下或者左右抖动);眼位偏斜;眼球过大或过小;瞳孔发白;畏光、流泪;经常揉眼、挤眼,按压眼睛。

3. 看东西眼睛距离很近,好像用鼻子阅读;看东西时歪头;固定地用一只眼睛视物;行走时对障碍物"视而不见",不能主动避让;经常发生碰撞、摔跤;在有噪声干扰时或在陌生环境中活动不自信。

4. 在学习过程中描述自己看东西模糊不清,看不清楚远处的物体,在观察事物细节时或阅读小字时有困难。

5. 对光的敏感性增强、怕强光,或看东西时需要更多光线,否则看不清楚。

6. 在做费眼的事情时兴趣短暂,容易出现头疼或疲劳。

7. 其他表现。视力障碍儿童的身体素质比不上普通儿童,生长发育速度通常缓慢,比如在身高、体重、坐高、大腿围、肩宽等发育都低于普通儿童,尤其是身高方面更为明显;0～6岁低视力儿童由于心智尚未发育成熟,在受到其他人嘲笑时也易出现偏激情绪,如不及时进行心理干预,可能对其成长造成一定程度影响。

专家提醒

家庭是孩子最初接触到的环境,家庭的养育方式和照护措施直接影响着孩子的身心健康和发展。对视力障碍儿童来说,家庭的支持和关爱显得尤为重要。因此,家庭成员要尽可能给予孩子更多的关注,帮助他们适应生活、学习和社会交往。只有在家庭的温暖和关怀下,视力障碍儿童才能更好地克服困难,充分发挥自己的潜力,健康快乐地成长。

第三节　视力障碍儿童家庭的养育照护要点

经常听人用"眼疾手快"来形容一个人的动作麻利迅速,但是动作麻利迅速的前提是"眼疾",即眼睛尖、视力好。但对于视力障碍儿童来说,"眼疾手快"是几乎不可能发生的事。那是否就意味着视力障碍的儿童将从此与清晰、美丽的世界无缘了呢? 答案是否定的。我们要相信孩子的潜能,并在日常生活中尽量提供合适的训练和学习条件,帮助孩子不仅能独立生活,还能真正融入社会,过上幸福生活。

一、视力障碍儿童眼睛的日常保健

除全盲儿童外,其实部分视力障碍的儿童还拥有一定的残余视力。虽然这点残余视力对健康人群来说有些微不足道,但对视力障碍儿童来说却弥足珍贵。因此,针对这部分孩子眼睛的日常保健显得十分重要。

(一)注意用眼健康

由于视力低下,视力障碍儿童看书时常常用低头、拱背的姿势来凑近看书,容易造成驼背的不良体态,同时这样一来还会挡住光线,影响视觉效果,而造成近视问题。所以父母要给孩子配备可升降桌椅、可固定书本并调整斜度的阅读架和台灯。建议将台灯摆在头部的后面或侧面,可以避免挡光。

读写连续用眼时间不宜超过 40 分钟,每 40 分钟左右要休息 10 分钟,可以远眺或者做眼保健操;使用电子产品学习 30 ～ 40 分钟后,应休息远眺放松 10 分钟;非学习目的使用电子产品每次不超过 15 分钟。越小的孩子近距离用眼的时间应该越短些。建议父母多带孩子到户外活动,日间户外活动每天至少 2 小时。

(二)定期带孩子到医院检查眼睛

孩子出生后,眼睛和视觉功能是逐步发育成熟的,0 ～ 6 岁是眼球结构和视觉功能发育的关键时期。在这个视觉发育阶段,各种内在或外来的干扰,会影响视觉的正常发育,甚至造成不可挽回的视力损害。所以父母需要定期带孩子去医院做眼保健和视力检查。而对于视力障碍儿童,特别是对于有一定视力的儿童,父母更应该每半年左右带他们去医院检查,便于了解孩子目前眼病情况和视力状况,同时可以及时发现并发眼病。此外,先天性白内障儿童在术后需要长期进行配镜治疗和弱视训练、先天性青光眼儿童需定期检查眼压调整用药等。

(三)帮助孩子养成良好的生活习惯

1. 养成良好的饮食习惯　在儿童生长发育的各个阶段,建议父母给孩子准备合理、全面、均衡的膳食,均衡营养,不挑食不偏食,少吃甜食和零食,多吃水果蔬菜和富含维生素的食物。如,富含 B 族维生素的粗粮、坚果、豆类、动物内脏等;富含维生素 C 的柑橘、冬枣、猕猴桃、西蓝花、苦瓜等;富含维生素 A 的动物肝脏、鸡蛋、全脂牛奶、胡萝卜、西蓝花等;富含铬、锌、钙等微量元素的粗粮、海产品、坚果、奶制品、豆制品、绿叶菜等。

2. 养成良好的睡眠习惯　保证孩子每天有充足的睡眠时间,可以让眼部肌肉得到充分的放松,减轻眼睛的疲劳与不适感,有助于眼睛各个组织的修复和保养,保持眼部组织细胞的健康和活力,减少眼部疾病的发生风险。

(四)保持良好的心态

人的精神状态对于身体和疾病的发展具有非常大的影响,因此父母和视力障碍的孩子都需要尽量保持良好的心态,平静乐观地面对眼病。父母需要给予孩子足够的关爱和支持,帮助他们建立自信心,积极面对生活中的挑战。

视觉的发展遵循"用进废退"的原则,我们应该摒弃"节约用眼"或不恰当的保护、父母包办的观点和做法,适当用眼。在孩子日常生活自理、与人交往沟通、定向行走和活动、持续阅读或近距离用眼这四个方面增强其功能视力,促进孩子自理、自立,更好地融入社会。

(五)为孩子布置一个适宜的家居环境

家是孩子成长最重要的地方,父母既要给孩子足够宽敞的空间,来满足他们的探索欲,又要确保孩子在探索活动中的安全,所以家居环境的布置非常重要,建议父母可以参照以下三点:

1. 确保环境的安全性 尽量将可能对孩子安全造成危险的物品放置在他们接触不到的地方,比如刀具、开水瓶等,避免使用带有尖锐棱角的家具,如果难以避免,可以粘贴防撞条、防撞角,起到保护作用。

2. 环境布局尽量固定 尽量固定家中设施和物品的位置,让孩子熟悉它们的具体形状和功能。如果要变换位置,父母一定要提前告知,并带孩子熟悉新的位置,这样可以让其身处熟悉环境,从而增加安全感和自信心。

3. 增加家居环境的色彩和对比度 对于视力低下的婴幼儿,相同或相近色系可能会干扰他们对周围物品的判断力,建议用不同颜色和明暗对比强的物品,来区分家里的不同区域。比如,门是较暗的褐色,墙壁就是明亮的米白色,紧靠墙壁的沙发是稍暗一点的暗绿色等,这样的颜色差异和明暗对比,更容易让孩子识别环境。

二、视力障碍儿童的家庭康复训练

(一)帮助孩子建立形体、方向和生活概念

1. 让孩子建立对自己身体的认识,了解自身形体器官的位置和功能。通过游戏的方式,让孩子将部位 - 名称 - 功能结合起来,比如父母说"听声音",孩子就指向自己耳朵,同时说出"耳朵"。

2. 帮助孩子练习以自己为中心,来确定物体的空间方向和位置的表述方式,逐渐掌握最常用的方位概念,如"前、后、左、右、在……上面"等。

3. 当视力障碍儿童在探索新知识和认识新环境时,父母要及时运用语言描述,让孩子去触摸和感受,以便将实物与物体的名字联系起来,比如桌子、椅子、沙发等。

(二)注重感知觉能力的训练

父母可以利用日常生活场景进行随机训练。以游戏的形式,充分培养和发挥孩子的剩余视力、听觉、触觉、嗅觉等功能,帮助孩子尽可能多地利用多种感官获取环境中的信息,并掌握一些解决日常生活需求的技巧。

1. 视觉训练　提供足够丰富的视觉刺激,帮助视力障碍儿童充分利用剩余视力,获得一定的视觉功能。如反复开关窗帘、晚间开关电灯的感光训练;在不同位置、不同距离放置孩子感兴趣的玩具,

来吸引孩子主动索取玩具的注视训练;按水平或垂直方向,对多个物体进行观察的扫视训练;找不同或找相同的视觉辨认训练等。

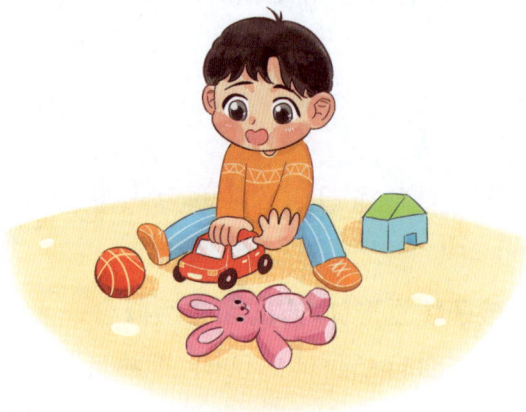

视觉训练

2. **听觉训练** 帮助孩子发展听觉技能对于适应环境和日常生活至关重要。父母帮助孩子学会定位声源,来进行听觉注意训练;反复将看的、做的事和物讲给孩子听,来进行言语听觉训练;用多种相似或不同的声音,来进行听觉辨别训练;通过声音递减法,来进行听觉感受性训练。

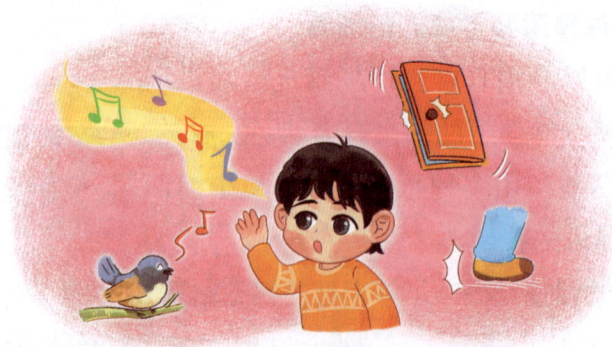

听觉训练

3. 触觉训练　触觉能让视力障碍儿童体验到事物的许多特征,如大小、性状、质地、重量、干湿、温度等。父母可以从一些摸起来较为舒适的东西开始,如天鹅绒、皮毛、绸缎等,逐步增加到木块、塑料制品、皮革、砂纸、地毯等粗糙或坚硬的东西。

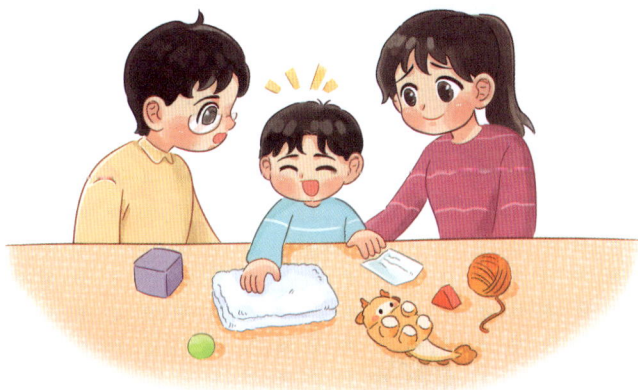

触觉训练

4. 嗅觉训练　通过嗅觉训练,可以帮助孩子识别食物、人物和其他事物,还可以帮助他们定位。如飘来花香的地方意味着是花店,充满蛋糕香味的地方则意味着是蛋糕屋等。

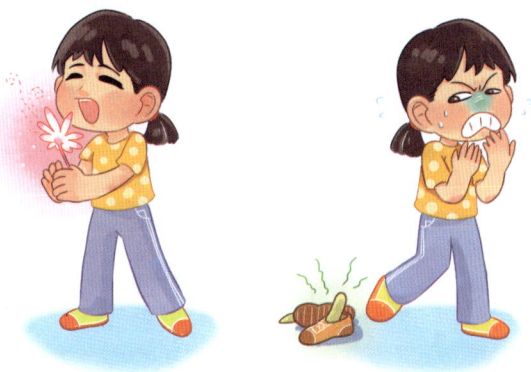

嗅觉训练

（三）尽早开始进行定向行走训练

定向行走是视力障碍儿童日常生活中最基本的技能，也是独立生活的基础。早期对视力障碍儿童进行定向行走的技能训练，对提高其今后的生活质量至关重要。

定向行走训练建议以游戏活动的形式开展，避免了单纯训练的枯燥性。父母要充分发挥孩子的主体性、主导性，并注意训练的持续性和规律性。训练过程中，可根据孩子的身体和心理情况，适当调整训练的时间和项目，但不能随意中断训练。要仔细观察孩子现有动作的发展水平，逐步减少协助，促使孩子提高独立性。

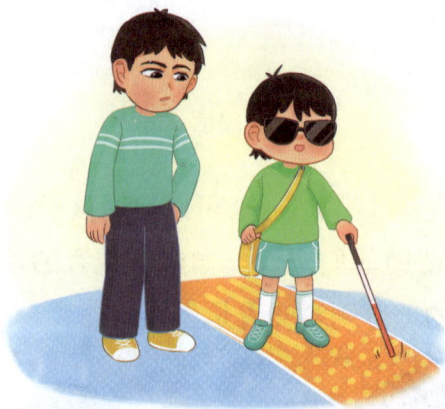

定向行走训练

小贴士

视觉游戏 —— 捉迷藏

用物准备：色彩鲜艳的玩具若干，一块布。

游戏步骤：

1. 给孩子展示你将要藏起来的玩具，并说出玩具的名称、颜色等，加深孩子视听觉的记忆力。

2. 把玩具混入一堆不同的玩具中，并用布盖起来。

3. 掀开布，让孩子在一堆玩具中找出你展示过的那个玩具。如果找到了，记得给孩子一个由衷的赞美；没找到，也要鼓励孩子不要灰心，树立兴趣和信心，积极引导练习。

第十章
"吃对食物"让孩子拥有好未来
——苯丙酮尿症儿童的家庭养育照护

　　在物质资源丰富的今天,三餐"有肉有鱼"已经是平常的事了。但对某些孩子而言,却只是一种奢望。因为他们患了一种叫"苯丙酮尿症"的遗传病,终生需要远离肉鱼蛋奶等高蛋白食物。

第一节 都是苯丙氨酸"惹的祸"

"她的眼睛,是那么纯净的蓝色,当你凝视蓝色深处时,眼神里却是空白一片。"这是美国旅华作家赛珍珠在其《从未长大的孩子》一书里对女儿卡罗尔的描述。她的女儿患上了一种名为"苯丙酮尿症"的疾病。而在中国,差不多每出生 11000 名新生儿中就有 1 人患有苯丙酮尿症。

一、尿液散发"鼠臭味"的孩子

6 个月的浩浩(化名),皮肤白皙,头发颜色浅,而且尿液中总散发着一股难闻的"鼠臭味"。最近,浩浩因为频繁呕吐、发热被父母带到医院检查,被发现患上了"苯丙酮尿症"。

苯丙酮尿症是一种遗传代谢性疾病,患病的人由于"基因缺陷"造成了体内苯丙氨酸羟化酶缺乏,导致身体无法正常处理一种名为"苯丙氨酸"的氨基酸。苯丙氨酸是一种人体必需氨基酸,人体生命活动不可或缺又不能主动合成,需要从食物中获取。适宜的苯丙氨酸对维持我们身体的健康和生长发育非常重要,一旦大量未经处理的苯丙氨酸在体内"泛滥成灾",反而会给健康带来严重的危害:不仅影响孩子的大脑发育,引起智力障碍、癫痫发作、行为问题等,还会让孩子身上有种"霉味",尿液有"鼠臭味"。

其实,苯丙酮尿症孩子在刚出生后不久,疾病的表现并不明显,只有部分孩子可能出现喂养困难、呕吐、易激惹等情况。如果没有引起足够重视,苯丙酮尿症没有被及时发现,未经治疗,孩子会逐渐出现苯丙酮尿症的典型表现:头发由黑变黄、皮肤变白、全身和尿液有鼠臭味,常有湿疹、皮肤抓痕症。特别是对中枢神经系统造成不可逆的影响和损害(如兴奋不安、多动或嗜睡、萎靡、小脑萎缩、肌痉挛或癫痫发作等),严重者还可发展为中度或者重度智力异常。

热搜关键词

　　激惹是一种反应过度状态,易激惹就是容易发生反应过度的意思。刚出生的宝宝由于神经系统还没有发育成熟,就会出现易激惹,表现为一旦受到刺激就容易出现烦躁不安、容易哭闹、不容易哄安静,其次是睡眠不安稳、不踏实,一点小小的声音就容易惊吓、肢体不自主抖动。如果宝宝出现易激惹的情况,建议父母及时带宝宝就医。

二、苯丙酮尿症的早期识别——新生儿遗传代谢病筛查

随着医学科学技术的进步,发现苯丙酮尿症不再困难。新生儿遗传代谢病筛查成为目前早期发现苯丙酮尿症的重要手段。许多刚出生的苯丙酮尿症孩子并不会有明显的身体异常,通过筛查,可以帮助我们及时识别出这部分"潜在异常"的孩子。

新生儿遗传代谢病筛查的过程十分简单,只需取孩子几滴足跟末梢血滴在专用的滤纸片上,就能一次检测包括苯丙酮尿症在内的数十种遗传代谢性疾病,对孩子的损伤很小,但是作用却很大。

专家提醒

新生儿遗传代谢病筛查的推荐时间是出生 48 小时后～7 天内,孩子充分喂养即可采集微量的足底血进行疾病筛查。

如果筛查的结果为"阳性",提示孩子患有苯丙酮尿症的风险增高,父母需要尽快带孩子到医院接受诊断,以免错过及时治疗的时机,给孩子遗留发育落后、智力障碍、神经系统损伤等严重问题。

第二节　坚持治疗有希望

　　苯丙酮尿症是一种可通过饮食或药物治疗的遗传代谢性疾病。孩子接受治疗的年龄越小，效果就越好。此外，家长在治疗过程中的配合度也很关键。家长配合度高，则疗效越好；家长配合度不高，即使早早开始治疗，也可能留下后遗症。

一、饮食治疗

　　在苯丙酮尿症的治疗中，饮食管理占据了核心地位。

　　苯丙氨酸是我们日常食物中的常客。但对苯丙酮尿症孩子而言，苯丙氨酸就是一位不受欢迎的"客人"。他们一生都需要严格限制高苯丙氨酸食物。这也就意味着他们要终生远离高蛋白食物，比如肉类、鱼类、奶制品和坚果等。别担心，这不代表生活从此只剩下清水和白菜。

　　由于饮食的限制，苯丙酮尿症孩子无法通过常规食物来获取足够的营养。身体就像是一座花园，如果某种营养素缺乏，植物就无法茁壮成长。同样，苯丙酮尿症孩子如果无法获得足够的营养，将对其生长发育产生不利的影响。这时候，专门为苯丙酮尿症孩子精心设计的苯丙酮尿症配方食品就"隆重登场"了。这些食品可以补充患病孩子因为饮食限制而缺失的营养素，如蛋白质、维生素和矿物质等。它们既安全又营养,能确保苯丙酮尿症孩子的健康成长。这些美味替代品有很多,让苯丙酮尿症孩子的餐桌更丰富,同时确保营养均衡。

二、药物治疗

随着医学研究的进步,除了饮食调整,部分苯丙酮尿症孩子还可借助药物治疗。

一些特定药物,如沙丙蝶呤,可以帮助 BH4 反应型的苯丙酮尿症孩子降低血液中的苯丙氨酸水平,减少其在体内的积累。但值得注意的是,并非所有苯丙酮尿症孩子都适合药物治疗。这取决于他们的具体基因突变类型以及身体对药物的反应,因此药物治疗一定要在医生的仔细指导下进行。

三、定期检查

对于苯丙酮尿症孩子来说,定期监测营养状态和血液中的苯丙氨酸水平至关重要。坚持长期将血苯丙氨酸控制在理想的水平是保护孩子脑发育,避免智力残疾最关键的环节(表 10-1)。

表 10-1 不同年龄苯丙酮尿症儿童的血苯丙氨酸理想浓度

年龄	血苯丙氨酸理想浓度
0 ~ 1 岁	120 ~ 240μmol/L(2.0 ~ 4.0mg/dl)
1 ~ 12 岁	120 ~ 360μmol/L(2.0 ~ 6.0mg/dl)
> 12 岁	120 ~ 600μmol/L(2.0 ~ 10.0mg/dl)

四、心理和社会支持

　　定期的心理和社会支持对苯丙酮尿症孩子的健康非常关键。由于苯丙酮尿症孩子的饮食限制可能会影响社交活动,他们有时可能会感到孤立、不被理解。良好的亲子交流,亲人及社会的爱与关怀,积极向心理咨询师和遗传代谢专科医生寻求支持,可以帮助苯丙酮尿症孩子更好地应对日常挑战。

第三节　如何吃得科学又营养

低苯丙氨酸饮食是目前针对苯丙酮尿症的核心治疗方法。低苯丙氨酸饮食通过减少每日膳食中苯丙氨酸的摄入量,即每天摄入不含苯丙氨酸的特殊食物和含苯丙氨酸量比较低的天然食物,从源头上降低对苯丙氨酸在苯丙酮尿症孩子身体内的有害积蓄。因此,科学、合理为孩子安排好"一日三餐",是每位苯丙酮尿症孩子父母的必备技能。

一、科学制订饮食计划

每个孩子每天需要吃多少不含苯丙氨酸的特殊食品,吃多少量的天然食物,需根据年龄、体重、病情轻重不同来制定。一般而言,病情较重的苯丙酮尿症孩子每日需要摄入的特殊食品相对较多,能摄入的天然食物量则相对较少。年龄小的孩子每天每千克体重需要的蛋白质供应量也高于年龄大的孩子,每日低苯丙氨酸饮食的食物配比也会不同。

为苯丙酮尿症儿童制定每日食谱,也要结合家庭的饮食习惯、孩子的饮食偏好等综合考虑。因此,建议父母与遗传代谢病专科医生进行密切沟通,了解食谱的具体内容及制作方法,并认真配合,让孩子吃得科学又营养。

二、合理选择食物与营养搭配

（一）食物分级红、黄、绿，选择不再有困难

根据食物中苯丙氨酸含量高低，将诸多食物分成红色、黄色、绿色三个等级。

绿色代表苯丙氨酸含量较低，可以自由使用。包括几乎所有的新鲜水果和新鲜蔬菜；糖类和油等脂肪类；未添加阿斯巴甜的水果罐头、果脯等食物。

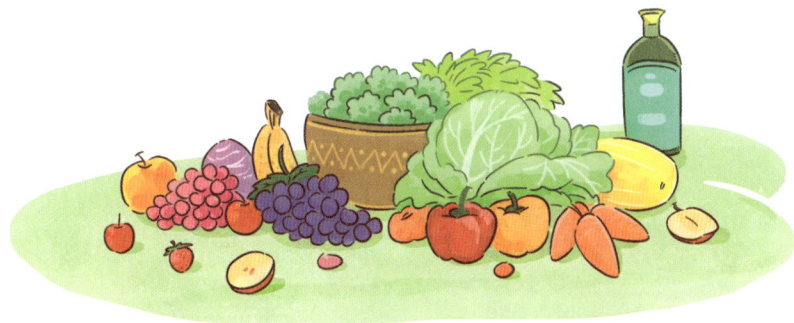

绿色食物——自由食用

热搜关键词

阿斯巴甜：一种含有极高量苯丙氨酸的食品添加剂，苯丙酮尿症的孩子需要避免摄入。父母在为孩子购买包装或加工类食品药品时一定要仔细查看包装袋上的成分表，不食用添加阿斯巴甜的食品或药品。

黄色代表有一定含量的苯丙氨酸,每日需要限制摄入量的食物。包括谷物、粗粮、母乳、纯牛奶、豆奶、鸡蛋、瘦肉等。

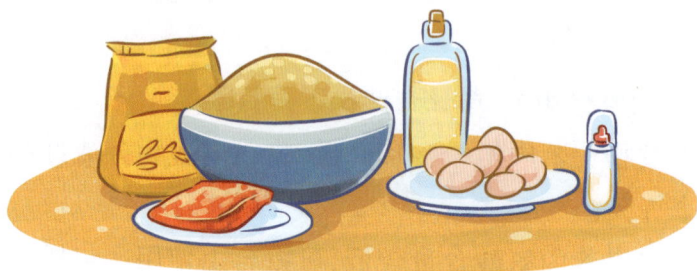

黄色食物——限制摄入量

红色食物代表苯丙氨酸含量很高,不推荐食用或只能很少量地食用。如鱼、虾、蟹等水产类、牛羊肉、豆类和豆制品、奶酪、坚果/种子类等。

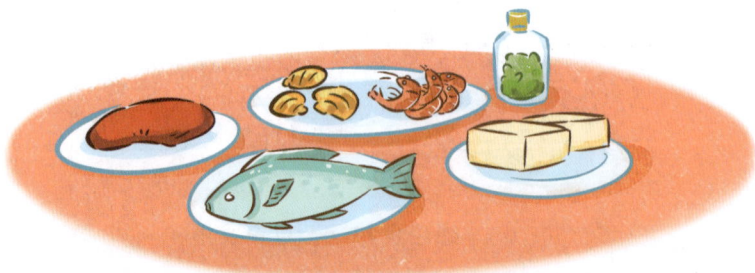

红色食物——不推荐/很少量食用

(二)根据不同年龄阶段进行营养搭配

食物搭配是灵活的,根据不同年龄阶段孩子的生长发育和营养需求个性化设计每日食谱,可以让孩子吃得科学又营养。

0～6月龄:可以选择母乳搭配不含苯丙氨酸的特殊婴儿配方奶。

7 ～ 12 月龄:在母乳和特殊奶粉的基础上,逐步添加辅食,辅食添加原则与其他健康婴儿一致,先糊后末再颗粒,区别只是具体食物的选择参考红、黄、绿食物分级来灵活搭配。

1 岁及以上:每日应继续坚持特殊奶粉摄入,以保障热量、蛋白质、必需脂肪酸和矿物质、维生素、微量元素等营养物质供应,同样根据红、黄、绿食物分级来安排每日膳食。

专家提醒

食谱设计是个性化的,也是一门营养科学,父母一定要积极与医生沟通,在医生指导下学习如何为家里的苯丙酮尿症孩子设计科学又营养的食谱,让孩子吃得开心又满足。

第十一章
解读"不幸"家庭的"幸运密码"
——特殊需求儿童父母的心理调适

　　小丽(化名)和公务员老公相识相爱并结婚,婚后育有一子。一家三口的小日子本来以为会甜甜蜜蜜,却突然陷入了"一地鸡毛"。原来,他们的儿子3岁时被医院确诊患上了"孤独症"。几年下来,高昂的医疗费用与训练费用令小丽夫妻不堪重负;日复一日对孩子的照顾、陪伴与训练更让他们身心疲惫,苦不堪言……"为什么会这么不幸?""我们该怎么办?"像小丽夫妻一样,千千万万特殊需求儿童的父母该如何调适自己的心理,勇敢地面对今后的生活呢?

第一节 特殊需求儿童的父母更需要"好心态"

世界卫生组织定义的心理健康有六个方面的标准,包括情绪稳定,有安全感;认识自我,接纳自我;自我学习、独立生活;人际关系和谐;角色功能的协调统一;适应环境、应对挫折。据统计,目前我国大约有 16.6% 的人口患有不同程度的心理疾病,也就是说每 6 个中国人中有 1 个人患有心理疾病。正确认知自己的心理状态,保持对生活的积极阳光心态对于学习、工作、家庭生活和个人的身体健康都非常重要。

一、这些因素影响父母的心理健康

作为一名特殊需求儿童的父母,心理压力主要来自以下三个方面:

1. 自身因素 包括父母自身缺乏特殊需求儿童的康复、教养等知识和技能;不良情绪缺乏疏导;自我效能感低等三个方面。

> **热搜关键词**
>
> 自我效能感:为教育心理学术语,指某人对自己是否有能力完成某一行为所进行的推测与判断,是对自己在具体活

动中的能力方面所持有的信念。美国心理学家班杜拉对自我效能感的定义是指:"人们对自身能否利用所拥有的技能去完成某项工作行为的自信程度"。

2. 儿童因素 主要有影响儿童身心健康的疾病类型及程度、儿童自理能力欠缺、儿童入学困难和儿童未来发展等四个方面。

3. 环境因素 分为家庭环境和社区环境。育儿成本过高、家庭成员之间关系不和谐、育儿期待和现实的落差等家庭因素会增加父母养育压力;社会对特殊儿童的偏见、教育机会不公平、基础设施和社会支持欠缺等也加重父母养育压力。

二、当好孩子的"保护伞"

全身瘫痪、不能言语的物理学家霍金提出了著名的"黑洞蒸发理论"和"霍金宇宙模型";患有耳聋的贝多芬创作出了著名的《命运交响曲》;左腿残疾的华罗庚完成了著名的《堆垒素数论》成为伟大的数学家……这些名人的经历告诉我们:一个人无论是先天不足还是后天残疾,依然可以取得不凡的成就,成为"人生赢家"。

相对普通孩子而言,特殊需求儿童的人生之路可能更为艰难,而家庭的关爱与支持,无疑是他们获得顺利康复和健康成长的最重要"保护伞"。一旦失去了这把"保护伞",孩子将会变得更自卑、抱怨、愧疚甚至自暴自弃。因此,作为父母,当得知自己的孩子与别人家的孩子有些"不一样"后,除了坦然面对外,更应该主动调适好心态,积极为孩子提供一个阳光、有利于康复的家庭环境。

专家提醒

特殊需求儿童的病情千差万别,但他们都需要得到特殊的关爱。他们也许存在这样那样的缺陷,但是也可能有这样那样的特别之处。他们可能更敏感、更自卑、更脆弱、更期待理解和帮助,作为父母,我们的心态应该加倍开放,因为孩子与主流社会的通路,需要我们帮助打开。

三、保持积极阳光的心态

(一)你一定不是最不幸的那个

作为一名特殊需求儿童的父母,我们可能经常会自问:"为什么是我? 为什么是我家的孩子?""我是不是这个世界上最倒霉、最不幸的妈妈?"不是的! 根据我国第二次残疾人抽样调查,我国0～6岁的特殊儿童约167.8万人,每年新增特殊儿童19.9万人。由此可见,你一定不是唯一不幸的那个,还有很多父母和你一样,在勇敢地陪伴着自己的孩子一起成长。

我国一项孤独症家庭需求调查显示,41.2%的父母认为自己比较悲观。一般来说,父亲承担着更大的经济压力,46%的爸爸会选择更加繁重或复杂的工作,以获得更高的收入,支持孩子高昂的康复治疗和干预费用。母亲则承担了更大的养育压力,54%的母亲完全放弃了工作,数以年计地陪伴孩子成长。我国政府部门、医疗机构、康复机构、学校、慈善组织和非政府组织建立了多部门的协作机制,共同为特殊需求儿童提供综合性服务。但是在服务的覆盖面、质量、可及性等方面仍有改进的空间。

(二)了解自己的心理状态

特殊需求儿童父母在身体和经济方面都承受巨大压力,再加上自身认识和社会支持不足,心理压力普遍较大。我们首先需要客观评价自己的心理压力,学会关心自己,稳定好自己的心理和情绪,进而才能更好地为孩子提供长远而科学的行动支持。《抑郁焦虑压力自评量表(DASS-21)》主要测量抑郁、焦虑、压力三个维度的心理压力,所得分值可以作为初步自评和自我调整的依据,量表附有判断标准,你可以自我对照检查和妥善应对。

抑郁-焦虑-压力量表(DASS-21)

请仔细阅读以下每个条目,并根据过去一周的情况,在每个条目中选择适用于你情况的程度选项。请回答每个条目,选择没有对错之分。

1. 我觉得很难让自己安静下来
□不符合　　□有时符合　　□常常符合　　□总是符合

2. 我感到口干舌燥
□不符合　　□有时符合　　□常常符合　　□总是符合

3. 我好像一点都没有感觉到任何愉快、舒畅
□不符合　　□有时符合　　□常常符合　　□总是符合

4. 我感到呼吸困难（例如：气喘或透不过气来）

□不符合　　　　□有时符合　　　　□常常符合　　　　□总是符合

5. 我感到很难主动去开始工作

□不符合　　　　□有时符合　　　　□常常符合　　　　□总是符合

6. 我对事情往往作出过敏反应

□不符合　　　　□有时符合　　　　□常常符合　　　　□总是符合

7. 我感到颤抖（例如，手抖）

□不符合　　　　□有时符合　　　　□常常符合　　　　□总是符合

8. 我觉得自己消耗了很多精力

□不符合　　　　□有时符合　　　　□常常符合　　　　□总是符合

9. 我担心一些可能让自己恐慌或出丑的场合

□不符合　　　　□有时符合　　　　□常常符合　　　　□总是符合

10. 我觉得自己对不久的将来没有什么可期盼的

□不符合　　　　□有时符合　　　　□常常符合　　　　□总是符合

11. 我感到忐忑不安

□不符合　　　　□有时符合　　　　□常常符合　　　　□总是符合

12. 我感到很难放松自己

□不符合　　　　□有时符合　　　　□常常符合　　　　□总是符合

13. 我感到忧郁沮丧

□不符合　　　　□有时符合　　　　□常常符合　　　　□总是符合

14. 我无法容忍任何阻碍我继续工作的事情

☐不符合　　　　☐有时符合　　　　☐常常符合　　　　☐总是符合

15. 我感到快要崩溃了

☐不符合　　　　☐有时符合　　　　☐常常符合　　　　☐总是符合

16. 我对任何事情都不能产生热情

☐不符合　　　　☐有时符合　　　　☐常常符合　　　　☐总是符合

17. 我觉得自己不怎么配做人

☐不符合　　　　☐有时符合　　　　☐常常符合　　　　☐总是符合

18. 我发觉自己很容易被触怒

☐不符合　　　　☐有时符合　　　　☐常常符合　　　　☐总是符合

19. 即使在没有明显的体力活动时,我也感到心率不正常

☐不符合　　　　☐有时符合　　　　☐常常符合　　　　☐总是符合

20. 我无缘无故地感到害怕

☐不符合　　　　☐有时符合　　　　☐常常符合　　　　☐总是符合

21. 我感到生命毫无意义

☐不符合　　　　☐有时符合　　　　☐常常符合　　　　☐总是符合

说明:抑郁得分≤9分为正常,10～13分为轻度,14～20分为中度,21～27分为重度,≥28分为非常严重;焦虑得分≤7分为正常,8～9分为轻度,10～14分为中度,15～19分为重度,≥20分为非常严重;压力得分≤14分为正常,15～18分为轻度,19～25分为中度,26～33分为重度,≥34分为非常严重。

专家提醒

　　如特殊需求儿童父母发现自己最近精神压力过大,或者自测《抑郁 - 焦虑 - 压力量表(DASS-21)》得分为"非常严重"者,建议积极寻求专业人士的帮助,如去精神科询问医师,或去做心理咨询。

第二节 特殊需求儿童父母常见的心理健康问题

特殊需求儿童家庭面临经济压力、家庭关系压力、对孩子未来发展担忧的教育及就业压力、社会环境和舆论压力、生活照料的生理和心理压力等多重压力,一方面使家庭生活质量下降,另一方面增加父母的焦虑、紧张、抑郁、挫折感等负面情绪,对父母的教养行为和态度产生消极影响并形成养育倦怠,最终对儿童的心理健康和社会适应性发展产生消极影响。

一、焦虑

在日常生活中,焦虑是一种比较常见的心理状态。比如,一场即将到来的考试、比赛,甚至一次与陌生人的见面等,都可能让我们不由自主地陷入焦虑情绪之中。

其实,适度的焦虑不仅不可怕,还可能成为我们动力的来源。因为担心考试成绩不好,我们就会努力学习;因为担心比赛落后,就会激发我们刻苦训练的决心;因为担心与陌生人见面时会留下不好的印象,就会注意穿着、礼仪等。由此可见,焦虑并非"一无是处",我们不必"望而生畏"。特殊需求儿童的父母对孩子表现出的适度担忧,也恰恰是父母们不断努力、陪伴孩子和默默付出的最大动力。

值得注意的是:如果我们焦虑过度,甚至经常出现害怕、恐惧等剧烈情绪,可能会引发某些身心疾病。因此,我们应该正确对待自己的焦虑,并及时排遣,保持适度范围。

二、自责

特殊需求儿童的种类和导致的原因很多,有的是先天的,有的是后天的,甚至有的是意外伤害造成的。因为孩子是无辜的,所以很多父母都会把孩子的不幸归咎到自己身上,如有的母亲会经常"审判"自己是否由于自身性格、身体等原因造成了孩子现在的状态;有的父母将不能为孩子提供全面、科学的训练,归咎为自己的能力不足,而对孩子心生愧疚,并产生强烈的自责感,甚至因此痛苦不堪。自责经常成为特殊需求儿童父母的"梦魇",严重影响着他们的身心健康。

其实,无论是什么原因导致孩子患病,都不再重要,重要的是如何面对未来。尽管生活有时会让我们感到"无能为力",但切忌因此沉溺于自责和失望之中。与其暗自伤心,不如立即行动,建议特殊需求儿童父母放下压力,挺直腰板,勇敢接受既成的事实,坦然面向未来的生活。

三、抑郁

为了照顾特殊需求儿童,很多父母主动或被动地缩小社交圈,倾诉和宣泄的渠道也逐渐关闭,内心的孤独感越来越强。在单调乏味漫长的照料过程中,可能内心的坚持一点点消失殆尽。当焦虑、悲观、自卑、愧疚等情绪叠加在一起,会让有的人选择把自己的孩子封闭起来,也把自己也封闭起来,甚至逐渐走向抑郁的边缘。为防范抑郁,对特殊需求儿童父母作出如下建议:

一是勇敢正视创伤。如果一味地抱怨现实、逃避现实,只会让自己一直处在负面情绪中无法自拔,甚至还会出现一些过激的行为,让情况变得更糟。因此,作为特殊需求儿童的父母,你首先要学会接受自己的负面情绪,并从消极情绪中尽快振作起来。

二是进行益处寻求、看见希望。要适当降低期待值,寻找自己孩子身上的微小闪光点;要为孩子的每一点成长而感到欢欣鼓舞;屏蔽外界不良信息的冲击,坚定自己陪伴孩子的信心。

三是打开心扉,主动寻求帮助。当自己面临负面情绪的时候主动寻求家人的帮助,相互支持、相互理解,共同走过难关;和面临同样家庭问题的父母结为伙伴,共同交流和学习,相互抱团取暖;向医生或者教师等专业人士,以及社区或者妇联等社会机构寻求帮助,无论是物质还是精神的帮助,都可能让你的心情变得开朗,从而走出自我封闭的圈子。

四、养育倦怠

养育倦怠是父母在长期养育孩子过程中产生的一种厌倦、疲惫的情绪,是养育需求与自身资源长期失衡而导致的结果。养育倦怠主要表现包括:与父母角色有关的极度疲惫感、与孩子的情感距离感和在父母的角色上失去成就感三个方面。如果父母长期处于高强度压力之下,又没有有效的缓解方法或应对策略时,就容易产生养育倦怠。养育倦怠不仅影响父母自身的心理健康,还会因为与孩子情感上的疏远、照护的耐心缺失而影响特殊儿童的顺利康复和社会化。

面对养育倦怠,父母应首先合理调整自己的育儿规划和期待,明确自己的压力来源、养育需求,并积极向家人、社区、学校寻求必要的帮助;其次,家人之间要尽量多给予情感方面的支持,比如爸爸要让妈妈知道:"你不是一个人在'战斗',我会陪着你一同'战斗'!"再次,不要太过于追求完美,要知道世界上没有一朵花是完美的,我们的孩子也是一样。作为父母,我们要学会用一颗包容的心来接受孩子的不完美。此外,要科学、合理地安排生活,留下一点空间给自己,在照料孩子之余建立一些健康的业余爱好。

第三节　特殊需求儿童父母的心理调适

每一位父母都曾对自己的孩子充满了美好期待和设想,但有时候命运却偏偏爱和我们开玩笑。某一天,当你突然发现孩子的需要被"特殊照顾"时,大多数人的第一反应是震惊、抗拒、怀疑,甚至经常会问自己:"这是怎么啦?"当我们由最初的回避现实、心理悲愤甚至产生罪恶感、绝望、拒绝或过度保护,逐渐过渡到慢慢接受自己的孩子和别人的孩子不一样的事实时,就已经启动了心理调适的第一步。

热搜关键词

心理调适:指的是当某个人在面对压力、困境或变化时,通过自我调整和心理干预,达到心理平衡和健康状态的过程。心理调适的方法有很多,比如倾诉、情绪宣泄、听轻音乐、参加运动锻炼、寻求帮助和支持等。

一、三大需求指导心理调适

特殊需求儿童父母的心路历程充满了挑战和困难。首先,必须面对孩子的治疗、教育和社交需求等一系列问题。不同寻常的压力让父母难以应对,还可能影响到父母的自我价值感和自信心,并因此产生负面情绪。作为孩子的第一监护人,父母既要肩负起儿童生存发展需要的责任,也要注重自我的成长。美国心理学家Alderfer把人的基本需要称为"生存、关系、成长理论",这对于指导我们的生活有特别的意义,我们就依照这个理论来调适一下我们的心理健康吧。

（一）生存的需要——"说服自己好好生活"

1. 父母要敢于敞开心扉,走出自己设置的自卑、自责和自我否认等心理围墙。每个孩子都是天使,只是你的天使有点不一样。但是你不是唯一的那个不幸的人,社会上还有许多和你一样的特殊家庭。如果我们可以找到同样的群体,将不再那么孤单。有这样"儿缘"关系的群体后,父母们不断相互学习和共同进步,可以给孩子个性化的照顾和教育。

2. 不必逼迫自己成为"100分的父母"。所有父母都会在照顾孩子的过程中犯错误,不要过分自责。你和所有的父母一样,还需要经常锻炼、加强营养、注重睡眠,只有照顾好了自己,我们才能更好地爱孩子并给予孩子更多的爱。

3. 不必过度敏感。普通孩子家庭的父母有权利分享他们孩子的成就,但千万不要因此而让你丧失信心。即使听到别人的不当言论打击,或者对孩子进行比较时,可以解释并让他们意识到不同家庭里面临的不同条件。作为特殊需求儿童的父母,会付出更多,给予孩子更为伟大的爱,所以你是值得骄傲的。

（二）关系的需要——"尽量让生活有意思"

同样是"十月怀胎"、含辛茹苦地抚养孩子长大,作为特殊需求儿童的父母,却更难体会孩子成长的快乐,这太残酷了!沉重的医疗负担、四处求医的奔波、没有尽头的训练和康复、旁人的不理解甚至嘲笑,让很多人感觉生活阴暗、压力重重,这样的生活还有意思吗？让我们一起找到一些小窍门,给生活装点"小确幸"吧!

1. 可以和孩子做简单的游戏。也许有些游戏显得幼稚,但这是属于父母和孩子的快乐。用游戏来调适父母与孩子的关系,相互治愈。

2. 不要忽略你的伴侣。维持婚姻并不容易,当好父母也不容易,当特殊需求儿童的父母更不容易。面对沉重的养育压力,夫妻关系要么因为身心疲劳而更为脆弱,要么因为共同扶持而更为稳固。来自伴侣的肯定是最好的心理安慰剂,作为父母虽然对压力的应对方式可能不一样,但是我们更应该理解和肯定彼此的付出。不要忘记为自己的伴侣留出时间,享受二人世界。有时,你们可能更需要一段不围绕孩子的时间来分享生活的艰辛和快乐。

3. 不要过分在意旁人的眼光。要相信大部分人是善良的,对于孩子的问题多数人会充满善意,因此不用过于敏感。对于一些无心的玩笑,也可以适度保持自己的幽默感。当有无聊的人想要伤害我们时,就直接无视他们吧。远离无聊、恶意的伤害,就是对自己和孩子最好的保护。

（三）成长的需要——"努力就会有成长"

1. 让"庆祝小成就"成为一种仪式感。许多在别人看起来微不足道的事情,如动一动脚趾、会说一个新词等,对特殊需求儿童来说可能就是一大进步,是孩子成长中的里程碑,我们可以将这些点点滴滴的成就分享给爱我们的人。

2. "相信你自己是最了解孩子的。"如果医生、老师、治疗师不能满足孩子的需求,或者不能理解你的想法,不要觉得不好意思提出额外的请求和解释,尽管他们是治疗的专家,但是你才是最了解你孩子的人。

养育一个特殊需求儿童的过程十分艰难,但也会给我们带来成就感。你的父母生涯会比普通父母更加有趣,难题总是与成就感并存。有时候你可能会怀疑这到底会不会有回报,当你走入自己的内心,你会发现答案是肯定的。

二、努力提高生活幸福感

作为父母已经十分不容易,你的付出和收获可能不成比例。如果你是特殊需求儿童的父母,你的付出会更多。那么,我们的生活幸福感从哪里来呢?

1. 你可以从所遇到的压力事件(比如孩子的障碍和困难)中找到意义。通过独立思考,资历查阅,相互学习和交流来获得更为专业的认知和处理办法,从而克服困难,获得育儿的成就感,这时候我们就应该给自己奖励一朵小红花了。

2. 尝试积极主动面对压力事件。用积极的方式来重新评价养育难题的情境,当我们能克服自己的消极心理和焦虑,就战胜了一次困难,这也是父母们自身不断成长难得的经历。

3. 充分认识生命的意义感,知道自己的优势与不足。合理判断自己的心理需求和倦怠症状,加强学习,不断提升对父母角色的信心和能力。时刻保持轻松愉悦的心情,在进行自我调节和减压的过程中,重新获得对自身生活的控制感和幸福感。

专家提醒

我们没有必要浪费太多时间纠缠于孩子为什么会得这个病？是怀孕期间没注意还是带养方式有问题？他将来好不了怎么办？我为什么这么倒霉？别人怎么看？……尽管一开始都免不了有个非常痛苦的接受过程，但这个过程越短，对孩子的训练恢复越有利。尽快摆脱怨天尤人的心态，坦然接受并做好长期抗战的心理准备，这对于你和孩子都至关重要。

参考文献

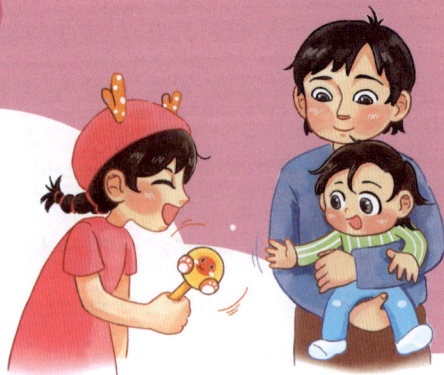

［1］方俊明,雷江华.特殊儿童心理学［M］.北京:北京师范大学出版社,2015.

［2］周穗赞,张敬旭,王晓莉.农村3岁以下儿童心理行为发育问题预警征象筛查发育偏异及影响因素［J］.中国儿童保健杂志,2020,28(09):967-970.

［3］于萍.儿童言语语言障碍(二)［J］.中国听力语言康复科学杂志,2016,14(05):387-389.

［4］MITHYANTHA R,KNEEN R,MCCANN E,et al. Current evidence-based recommendations on investigating children with global developmental delay ［J］.Arch Dis Child, 2017 ,102(11):1071-1076.

［5］王丹,李欢欢,徐军杨,等.早产儿听力筛查未通过的危险因素分析［J］.安徽预防医学杂志,2023,29(04):294-298.

［6］崔丽红,姚聪.儿童视力障碍的诊断与检查判定［J］.中国实用儿科杂志, 2018,33(04):265-267.

［7］赵宁侠,宋虎杰,杜晓刚,等.中医儿科临床诊疗指南·孤独症谱系障碍［J］.中华中医药杂志,2023,38(07):3231-3236.

［8］段建华,张玉敏,秦金莉,等.早期筛查诊断治疗的57例苯丙酮尿症患儿智力发育分析［J］.中国儿童保健杂志,2006(04):368-369.

［9］刘全礼,邢同渊,毛荣建.特殊需要儿童家庭教育［M］.北京:北京师范大学出版社,2021.

［10］李晓捷.实用儿童康复医学［M］.2版.北京:人民卫生出版社,2016.

［11］赵忠心.家庭教育学:教育子女的科学与艺术［M］.北京:人民教育出版社,2001.

［12］刘全礼.国家开展特殊儿童的家庭教育意义重大［J］.中华家教,2022,(05):6-13.

［13］张悦.重视儿童保健服务中养育照护理念的融入与发展［J］.中国儿童保健杂志,2023,31(08):817-820.

［14］郭延庆.应用行为分析与儿童行为管理［M］.2版.北京:华夏出版社,2023.

［15］中国医师协会睡眠专业委员会儿童睡眠学组,中华医学会儿科学分会儿童保健学组,中国医师协会儿童健康专业委员会,等.中国6岁以下儿童就寝问题和夜醒治疗指南(2023)［J］.中华儿科杂志,2023,61(5):388-397.

［16］李林,武丽杰.人体发育学［M］.3版.北京:人民卫生出版社,2018.

［17］中国营养学会.中国居民膳食指南(2022)［M］.北京:人民卫生出版社,2022.

［18］杨月欣.中国食物成分表标准版［M］.6版.北京:北京大学医学出版社,2018.

［19］张立实,吕晓华.基础营养学［M］.北京:科学出版社,2018.

［20］周崇臣,尚清.婴幼儿运动障碍评估与康复［M］.北京:北京大学医学出版社,2017.

［21］肖政辉,胡继红.儿童语言发育早期干预图解［M］.北京:人民卫生出版社,2021.

［22］陈小娟,张婷.特殊儿童语言与言语治疗［M］.南京:南京师范大学出

版社,2015.

[23] 刘巧云,侯梅. 康复治疗师临床工作指南 - 儿童语言康复治疗技术[M]. 北京:人民卫生出版社,2019.

[24] 席艳玲,黄昭鸣. 康复治疗师临床工作指南 - 言语障碍康复治疗技术[M]. 北京:人民卫生出版社,2020.

[25] 江琴娣. 特殊儿童家庭教育[M]. 上海:华东师范大学出版社,2015.

[26] 中国残疾人联合会. 智力残疾儿童系统康复训练[M]. 北京:华夏出版社,1997.

[27] 陈云英. 智力落后心理、教育、康复[M]. 北京:高等教育出版社,2017.

[28] 王永华. 耳聋康复知识问答[M]. 杭州:浙江科学技术出版社,2009.

[29] 刘少敏. 细雨无声:听障儿童教育实践与研究[M]. 长春:吉林教育出版社,2022.

[30] 吴皓,黄治物. 新生儿听力筛查[M]. 北京:人民卫生出版社,2014.

[31] 王秋菊. 新生儿听力及基因联合筛查 330 问[M]. 北京:人民卫生出版社,2021.

[32] 孟黎平,洪琴,季慧,等. 南京主城区 24687 例 2 ～ 6 岁儿童听力损失结果分析[J]. 中国耳鼻咽喉头颈外科,2023,30(01):18-21.

[33] 李庆忠,李晶. 视障儿童家长指导手册[M]. 北京:中国盲文出版社,2013.

[34] 张琳,张悦歆. 视障儿童康复训练家庭指导[M]. 北京:化学工业出版社,2021.

[35] 葛坚,王宁利. 眼科学[M]. 3 版. 北京:人民卫生出版社,2019.

[36] 昝飞,张琴. 特殊儿童的问题行为干预 - 实例与解析[M]. 北京:中国轻工业出版社,2014.

[37] 顾学范. 临床遗传代谢病[M]. 北京:人民卫生出版社,2015.

[38] 中华预防医学会出生缺陷预防与控制专业委员会新生儿遗传代谢病筛查学组. 新生儿筛查遗传代谢病诊治规范专家共识[J]. 中华新生

儿科杂志(中英文),2023,38(7):385-394.

[39] BURTON BK, HERMIDA Á, BÉLANGER-QUINTATANA A, et al . Management of early treated adolescents and young adults with phenylketonuria: Development of international consensus recommendations using a modified Delphi approach [J]. Mol Genet Metatab. 2022,137(1-2):114-126.

[40] MIKOLAJCZAK M, ROSKAM I. A Theoretical and Clinical Framework for Parental Burnout: The Balance Between Risks and Resources (BR2) [J]. Front Psychol,2018,9:886.

[41] 龚栩,谢熹瑶,徐蕊,等 . 抑郁 - 焦虑 - 压力量表简体中文版(DASS-21)在中国大学生中的测试报告[J]. 中国临床心理学杂志,2010,18(04):443-446.

[42] 陈荣华,赵正言,刘湘云 . 儿童保健学[M].5 版 . 南京:凤凰科技出版社,2017.